Dr. med. Inge Kelm-Kahl

Hausgeburt – besser für Mutter und Kind

Die neuen Erkenntnisse,
die richtige Vorbereitung

Fotografie: Jürgen Junker-Rösch

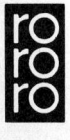

Rowohlt

Herausgegeben von Bernhard Schön und Horst Speichert

Umschlaggestaltung: Peter Wippermann / Jürgen Kaffer
(Foto: Jürgen Junker-Rösch)
Fotos: Jürgen Junker-Rösch
Redaktion: Bernhard Schön

Originalausgabe
Veröffentlicht im Rowohlt Taschenbuch Verlag GmbH,
Reinbek bei Hamburg, Oktober 1990
Copyright © 1990 by Rowohlt Taschenbuch Verlag GmbH,
Reinbek bei Hamburg
Alle Rechte vorbehalten
Satz Times, PM 4.0, Linotronic 300
Gesamtherstellung Clausen & Bosse, Leck
Printed in Germany
1280-ISBN 3 499 18762 0

Inhalt

Für

Eike, Thorsten und Yvonne,

*die mein Leben seit ihrer
Geburt bereichert haben,*

und für Wolfgang,

der ihnen auf ihrem Weg ins Leben half

Vorwort

Dieses Buch erscheint in einer Zeit, in der *Perinatologen* und Gynäkologen noch verstärkte technische Geburtsüberwachung und die Schließung kleinerer Entbindungsabteilungen verlangen, da sie angeblich nicht sicher genug sind. Aber damit nicht genug: ein bekannter Perinatologe verweist auf einem medizinischen Kongreß darauf, daß das Kind durch die moderne Diagnostik und Therapiemöglichkeiten bereits vor der Geburt «verfügbar» sei. Die Geburt werde «zu einer bloßen medizinisch relevanten Zäsur» und das Ungeborene in Zukunft immer mehr zu einem Patienten (Ärzte Zeitung, 9. 10. 89).

Diese Worte entsprechen dem Zeitgeist in der Geburtsmedizin. Wohin sind wir gekommen, daß der zwar staunenswerte, aber natürliche Prozeß der Schwangerschaft und Geburt nur unter dem Aspekt des Krankhaften, der entstehende Mensch lediglich als Patient betrachtet wird? Dann wäre es ja folgerichtig, die Geburt unter diesem Blickwinkel als «Erlösung von einem krankhaften Zustand durch ärztliches Können» zu sehen. Haben die Gebärende und das geburtsaktive Kind immer noch nichts zu sagen? Ist die Geburt denn nicht eins der wichtigsten sozialen Ereignisse, bei der es nicht nur auf den medizinischen Befund von Mutter und Kind ankommt?

Je unmenschlicher, losgelöst von den Empfindungen der Familie die Geburtsmedizin wird, um so stärker wird die «Widerstandsbewegung» derjenigen, die für eine selbstbestimmte, natürliche, mutter- und kindgerechte Geburt plädieren. Nachdem die Entbindungskliniken 10 bis 15 Jahre Zeit hatten, sich auf die veränderten Wünsche potentieller Kundinnen einzustellen, haben viele Frauen die Einsicht gewonnen, daß dort nur einige Äußerlichkeiten notgedrungen verändert wurden – nicht überdachte Routinemaßnahmen, Eingriffe in den natürlichen

7

Geburtsablauf, Verfügbarkeit über den Körper der Frau und des Kindes unter der Geburt sind geblieben.

Dieses Buch will Frauen und Paaren eine Hilfe sein, die sich eine Hausgeburt als Alternative vorstellen können. Es setzt Kenntnisse über Schwangerschaft, Geburtsvorbereitung und Geburt voraus und ersetzt kein Fachbuch zu diesem Thema. Es ist ein Buch, das ich mir bei den Vorbereitungen zu meiner Geburt in einer Klinik und den beiden Hausgeburten gewünscht hätte. Sein Ziel ist, Paare zu aktivieren, mit der gewählten Hebamme einen individuell geeigneten Weg zu einer selbstbestimmten Geburt zu finden.

Einleitung

Zu Hause gebären – gibt es denn das noch?

Eine seltsame Idee in einer Gesellschaft, in der über 95 Prozent der Babys in Entbindungsstationen von Kliniken zur Welt kommen. «Zu Hause oder in einer Arztpraxis» werden insgesamt 1,2 Prozent geboren – wenn wir ein Prozent als Hausgeburten deklarieren, kommen wir für das Jahr 1988 (ca. 680 000 Geburten) auf 6800 daheim Geborene. Doch es ist nicht bekannt, wie viele davon wirklich in den eigenen vier Wänden auf die Welt kommen sollten und wie viele, hauptsächlich als schnelle Frühgeburt, die Mutter daheim überraschten.

Tatsächlich wissen die meisten Schwangeren heute gar nicht mehr, daß es die Möglichkeit einer geplanten Hausgeburt gibt. Und die, die sich danach erkundigen, werden bald eines scheinbar besseren belehrt: Verantwortungslosigkeit dem Kind gegenüber, Egoismus, realitätsfernes Denken, versponnene Romantik und Furcht vor der modernen Technik wird diesen werdenden Müttern hauptsächlich von Frauenärzten vorgeworfen. Dieselbe Ansicht wird in «ärztlichen Ratgebern» zur Schwangerschaft und in den meisten Schwangerschaftsvorbereitungskursen vertreten.

Die Vorurteile über die Hausgeburtshilfe faßt der Ratgeber «Elternschule», der zumindest bis vor zwei Jahren bei Frauenärzten im Wartezimmer auslag, wohl am besten zusammen: . . .«Wer das Risiko einer Hausgeburt auf sich nehmen möchte und seinem Kind zumuten will, muß sich gleichzeitig um den Beistand einer niedergelassenen Hebamme sorgen . . . Man muß sich darüber klar sein, daß die Geburt der gefährlichste Abschnitt des menschlichen Lebens ist und daß akut auftretende Notsituationen für Mutter und Kind ein sofortiges ärztliches Eingreifen erfordern. In gut ausgestatteten Entbindungskliniken

9

ist dies jederzeit möglich ... Die hiermit gegebene Sicherheit läßt sich bei der Hausgeburt nicht erreichen» (Adam / Stoll 1986, S. 19).

Doch gibt es vielleicht auch eine andere Sicht? Ja! Es vertreten sie: Die Mütter, die zu Hause geboren haben – immerhin einige Tausend pro Jahr –, samt Familien; junge engagierte Hebammen, ältere Hebammen, die zum Teil schon seit 30 Jahren Hausgeburtshilfe betreiben; einige Ärzte; die Perinatalgruppe der Weltgesundheitsorganisation (WHO) sowie der Regional Officer for Maternal and Child Health der WHO, Dr. Marsdon Wagner. In London gibt es die Gruppe «International Home Birth Movement», die sich in Literatur und auf Kongressen für die selbstbestimmte Geburt einsetzt. Und es existieren Studien, die belegen, daß das Kind einer gesunden Mutter daheim weniger gefährdet ist, zu sterben, krank oder verletzt zu werden als bei einer Klinikgeburt. Gynäkologen und Perinatologen nehmen diese Ergebnisse jedoch nicht zur Kenntnis oder drehen den über Hausgeburt Forschenden auch daraus einen Strick: hierbei handele es sich schon um ausgesuchte Schwangere, die kein Risiko aufweisen, es seien Ausnahmefälle, die guten Ergebnisse Zufälle etc.

Es ist zu bedauern, daß es in der BRD keine zentrale Erfassungsstelle gibt, die Geburten und ihre Ergebnisse (Sterblichkeit, kindliche und mütterliche Gesundheit) nach Ort und Geburtshelfern zuordnet. Ein Anfang ist mit der Hausgeburtenstatistik der Bayerischen Perinatal-Erhebung gemacht worden. Zudem ist es schade, daß Frauen nicht befragt werden, wie sie die Betreuung während Schwangerschaft, Geburt und Wochenbett empfunden haben – die Ergebnisse würden sicher zugunsten der Hausgeburtshilfe ausfallen.

Denn die Vorteile einer Hausgeburt gehen über eine bloße bessere Überlebensstatistik für die Babys hinaus. In der Zeit einer sehr gering gewordenen Neugeborenensterblichkeit – wobei die Verdrängung der Hausgeburt durch die Kliniken daran den geringsten Anteil hat – tritt die Qualität der Geburt, die empfundene Fürsorge und Einfühlsamkeit durch die Geburtshelfer immer mehr in den Vordergrund. Daher entscheiden sich oft Menschen zur Hausgeburt, die aus religiösen, sozialen oder anthroposophischen Motiven dem werdenden menschlichen Leben Seele, Individualität und Intelligenz zubilligen. Der Vorwurf, daß Frauen, die eine Hausgeburt anstreben, aus Egoismus und neurotischer Furcht vor der Klinik handelten, ist daher geradezu absurd. Im Gegenteil: Diese Frauen wollen ihr Kind nicht irgendwie kriegen, nicht «entbunden werden», sondern es so gebären, wie es dieser besonderen Individualität des Kindes und seiner Familie entspricht. Zwar bemühen sich viele idealistisch eingestellte Hebammen und Ärzte, dies den Eltern auch auf einer Entbindungsstation zu ermöglichen. Der gute Wille und das Engagement scheitern aber oft an der grundsätzlichen Einstellung in den Krankenhäusern, da eine Geburt von Chef und Kolleginnen in der Klinik als intensivmedizinisches Ereignis betrachtet wird. Die meisten Hebammen sowie Ärztinnen haben noch nie eine wirklich natürliche Geburt gesehen und wissen nicht, wie sie eine Gebärende ohne Medikamente, Instrumente und elektronische Dauerüberwachung unterstützen können. Daher machen ihnen auch Variationen des Geburtsablaufs angst: sie glauben, eingreifen zu müssen, und richten mit dem Eingriff Schaden an. Dies ist um so schlimmer, als ein unnötiger Eingriff im Geburtsverlauf meist einen zweiten und dritten nach sich zieht, so daß ein regelrechter Teufelskreis aus Beeinflussungen und Geburtskomplikationen entsteht. Diese Zusammenhänge können jedoch die schulmedizinisch ausgebildeten Geburtshelfer nicht erkennen. Im Gegenteil: statt die natürlichen Kräfte der Gebärenden und des Kindes zuzulassen und zu unterstützen, plädieren sie für noch mehr Spezialistentum, für stärkere Überwachung, sprich für noch mehr Entmündigung von geburtsaktivem Kind und seiner Mutter. Da der Ansatz falsch ist, wird auch die am 31. 3. 90 in Berlin gegründete gesamtdeutsche «Gesellschaft für Schwangerschafts- und Geburtsmedizin» letztendlich die Rate an Geburtskomplikationen und die Neugeborenensterblichkeit nicht senken können.

Der Glaube, die Natur unbedingt mit allen technischen Schikanen kontrollieren und verbessern zu müssen, bleibt ja bestehen, auch wenn in den Kreißsaal Bilder gehängt werden, die Gebärende über den Walkman ihre mitgebrachten Kassetten hören und ihr eigenes T-Shirt tragen darf. Das Argument, in den Kreißsälen habe sich ja in den letzten Jahren so viel geändert, ist hohl, denn es betrifft nur Äußerlichkeiten. Eine Klinikgeburt kann daher trotz dieser Bemühungen der Familie nie das bieten, was die Hausgeburt vermag.

Frauen, die eine Hausgeburt anstreben, haben oftmals eine Klinikgeburt hinter sich und wissen, was sie nicht wollen. Das Kind soll nicht gezwungen werden, an einem bestimmten Tag in einer durch Dienstpläne vorgeschriebenen Anzahl von Stunden geboren zu werden. Kein Wehentropf oder Prostaglandin-Gel soll es antreiben und unter Sauerstoffnot setzen, Opiate ihm nicht die ersten Atemzüge rauben.

Seine Bemühungen, auf die Welt zu kommen, dürfen nicht durch Streß, Angst, Medikamente und eine erzwungene Geburtsposition der Mutter gehemmt werden, so daß es mit Instrumenten aus ihr herausgezogen werden muß. Es soll nicht in ein «Kinderzimmer» abgeschoben werden, wo es dem Klinikrhythmus, ungewohntem Lärm und vielfältiger Infektionsgefahr unterworfen ist.

Doch auch für die Gebärende und ihren Partner hat die Geburt zu Hause Vorteile. Sich in heimischer Atmosphäre frei bewegen können, eine vertraute Hebamme nur für sich haben, essen und trinken dürfen, laut werden, wenn frau es möchte, läßt die Gebärende die Geburt harmonisch, im Einklang mit sich und dem Kind erleben. Die vaginalen Untersuchungen werden ihrem Empfinden angepaßt. Die Hebamme wird ihr möglichstes tun, um einen Dammschnitt zu vermeiden. Der Partner ist nicht nur «zugelassen», sondern seine Mitarbeit zwingend erforderlich. Nach der Geburt wird der Mann nicht heimgeschickt, sondern noch mehr einbezogen, weil er sich um Frau und Kind kümmern muß. Ältere Geschwister müssen die Mutter nicht für Tage entbehren und erleben das Baby von den ersten Stunden an, was ein unvergeßliches Erlebnis ist. In die Stillbeziehung redet niemand drein.

Damit die Hausgeburt diese Erwartungen erfüllt, sind jedoch umfangreiche Vorbereitungen erforderlich. Schwangerenvorsorgeuntersuchungen, Ernährung, Geburtsvorbereitung, Partnerschafts-«pflege» und Haushaltsplanung müssen darauf hinzielen. Einige Paare, denen das Maß an Verantwortung und Arbeit klar wird, lassen sich davon abschrecken. Das ist gut so: Menschen, die glauben, daß Ärztin und Hebamme das schon machen und im Notfall für alles die Verantwortung tragen, sollten als Patienten in den Kreißsaal gehen. Hausgeburten verlangen ein hohes Maß an innerer Reife. Die Eltern müssen für sich und ihr Kind einstehen. Für die Persönlichkeit und die Partnerschaft ist dies aber auch eine große Chance.

Kapitel 1

Meine Geburten

Erinnerungen, die die wichtigsten Situationen und Empfindungen meines Lebens kennzeichnen, betreffen meine drei Geburten.

Eike

Mit welcher freudigen Spannung fuhren mein Mann Wolfgang und ich in der Nacht des 6. Dezembers 1986 zu dem kleinen Belegkrankenhaus, in dem unser erster Sohn zur Welt kommen sollte. Nachts um ein Uhr war ich von einem vorzeitigen Blasensprung überrascht worden. Alle wichtigen Punkte glaubten wir geklärt zu haben: Wir wußten, welcher Arzt mich entbinden würde (er hatte mich während der letzten Schwangerschaftsmonate gynäkologisch betreut), hatten wie üblich den Kreißsaal besichtigt und uns vergewissert, daß im Notfall in kürzester Zeit ein Kaiserschnitt durchgeführt werden konnte. Die gerade diensthabende Hebamme hatte uns versichert, daß Schmerzmittel natürlich nur auf Wunsch verabreicht würden. Selbstverständlich müßte ich in der Austreibungsphase nicht auf dem Rücken liegen. Und bei vielen Frauen sei kein Dammschnitt notwendig gewesen. Daß das Baby in den ersten 24 Stunden im Kinderzimmer betreut werden sollte, schien mir eine große Erleichterung. Tages-«Rooming in» wurde angeboten.

Zwar wurden wir durch eine fremde Hebamme empfangen, ich mußte die Routinemaßnahmen Rasur der Schamhaare, Einlauf und Ausdrücken des restlichen Fruchtwassers über mich ergehen lassen – trotzdem hielt unsere euphorische Stimmung noch an. Von zwei Uhr bis fast fünf Uhr morgens tappten Wolfgang und ich durch den Klinikflur, wobei ich alle fünf Minuten leichte Wehen registrierte. Gegen Morgen fühlte ich mich jedoch erschöpft und mußte mich auf das unbequem hohe Kreißbett legen. Der Untersuchung zufolge hatte sich der Muttermund kaum weiter eröffnet. Der Herzton- und Wehenschreiber (= Cardiotokograph, CTG) zeigte, daß die Wehen langsamer und schwächer wurden. Die Hebamme freute sich auf ihre Ablösung. Die kam um sieben Uhr, untersuchte mich, fand, daß es nicht weiterging, und schlug einen Wehentropf mit der wehenstimulierenden Substanz Oxytocin vor: «Wenn Sie hier stundenlang kreißen, nützt das niemand.» Erst vor einigen Tagen habe auch eine Frau diese Infusion verweigert, sich stundenlang gequält und dann, ganz kurze Zeit nach dem Anlegen des Tropfs, sei das Kind gekommen. Ich in meiner Unwissenheit stimmte zu. Inzwischen war mein Gynäkologe benachrichtigt worden und legte die Infusion an.

Bereits die ersten Tropfen änderten den Charakter der Wehen in geradezu bedrohlicher Weise. Auf der Seite liegend, verkabelt und auf das CTG starrend, verbrachte ich zwei schlimme Stunden, bis die Hebamme – die sich ansonsten mit dem Arzt in eine Art Vorzimmer zurückgezogen hatte – ein Schmerzmittel vorschlug. Ich hoffte auf Erlösung. Doch die Enttäuschung war um so grausamer: zwar ließ der Schmerz etwas nach, dafür wurden die Abstände zwischen den Wehen immer größer, mir wurde zudem schwummerig. Die Konsequenz hieß: Wehentropf größer stellen, kein Schmerzmittel mehr. In den nächsten Stunden wurde ich halb wahnsinnig vor Schmerzen, Durst – bei einer Temperatur von etwa 28 Grad – und Hunger. Wußte kaum, wie ich auf diesem Kreißbett unbeweglich – wegen des Wehenschreibers – liegenbleiben sollte. Die Wehen spürte ich wie Zaunpfähle im Kreuz. Wie ich die Quälerei bis etwa drei Uhr aushielt, blieb mir im nachhinein schleierhaft. Meinen Mann empfand ich zwar als Trost, aber helfen konnte er mir in meiner Situation recht wenig. In seiner Unwissenheit glaubte nämlich auch er, daß eine Geburt wohl so sein müsse.

Endlich kam jemand auf die Idee, daß ich doch mal aufstehen könne. Während ich versuchte, mich mit dem Infusionsständer zwischen dem Kreißbett und den anderen Utensilien auf vier Quadratmetern hin und her zu bewegen, spürte ich neben den starken Wehen auch Druck auf den Darm. Als die «Geburtshelfer» mir sagten, daß ich jetzt mitpressen könne – darüber sollte ich mich wohl freuen – , war mir alles egal. Ich hatte absolut keine Kraft mehr, spürte keine Wehen mehr. Nachdem die Drohung «Wenn es jetzt nicht weitergeht, muß ich das Kind mit der

Saugglocke holen» auch nichts half, steckten sie meine Beine in die dafür vorgesehenen Beinhalter und drückten auf meinem Bauch herum. Diese «Austreibungsphase» empfinde ich auch heute noch wie eine Vergewaltigung meines Körpers und meines Kindes; damals fürchtete ich nur, noch mehr Schmerzen zu bekommen. Wegen der Pudendusanästhesie spürte ich nicht, wie Eikes Kopf und Körper aus mir herausglitten. Sein erster Schrei erschien mir ganz unwirklich. Alles, wonach ich wirklich lechzte, war in Ruhe gelassen zu werden, zu trinken, zu essen. Ich brauchte nach diesem Geburtserlebnis Tage, um wirkliche Zuneigung zu meinem Kind zu fassen. Eine Woche lang mußte ich mich aufs Klo «legen», weil die Dammnaht so schmerzte.

Über die Bedeutung des Stillens für die Mutter-Kind-Beziehung hatte ich mir kaum Gedanken gemacht. Als die Schwestern mir einredeten, ich hätte wohl zuwenig Milch und müßte zufüttern, glaubte ich das ohne weiteres. Nach allem, was ich in diesem Krankenhaus durchgemacht hatte, wollte ich keinen Konflikt, keine Auseinandersetzung; dazu fehlte mir einfach die Kraft. Das Stillen im Sitzen war für mich wegen des Dammschnitts noch wochenlang mit Schmerzen verbunden. Erst als ich nach drei Monaten die Literatur der La Leche-Liga in die Hand bekam, glaubte ich an meine Fähigkeit, voll stillen zu können, und konnte es natürlich auch.

Meinem Kinderwunsch jedoch tat diese Geburt keinen Abbruch. Sehnlichst wollte ich ein zweites Kind, begann aber immer mehr, die von mir erlebte Geburt zu hinterfragen. War ich in die Hände von Sadisten gefallen? Keineswegs. Umfragen bei Bekannten und Kolleginnen ergaben, daß dies eine ganz alltägliche Geburtserfahrung im Krankenhaus sei, daß es im Gegenteil noch schlimmer hätte kommen können: mit mehreren Gebärenden zu gleicher Zeit im Kreißsaal; mit Hebammen oder Geburtshelfern, die einen anschnauzten oder dem CTG mehr glaubten als der Gebärenden («Dem Wehenschreiber nach haben Sie noch keine Wehen»); mit ungeschickten Assistenzärzten, die sich wohl zum erstenmal an einer Dammnaht versuchten.

Dazu kamen verdrängte Erinnerungen an meine Famulatur und die praktischen Erfahrungen, die ich in Kreißsälen während meiner eigenen Ausbildungszeit zur Ärztin hatte machen dürfen. Die ankommenden Frauen wurden genau wie für eine Operation für die Geburt «vorbereitet», mit Einlauf, Rasur, Check-up der Daten im Mutterpaß, weißem Flügelhemd, Anschluß ans CTG. Nun hatten sie – wie ich bei meiner ersten Geburt – unbeweglich dazuliegen, weil jede Bewegung das CTG verfälschen kann. Da die Wehen durch den Streß der Hospitalaufnahme und die Bewegungslosigkeit häufig aufhörten, war «der Tropf» (Oxytocin) fast eine Routinemaßnahme.

Außer einigen jungen Hebammenschülerinnen und Schwesternhelferinnen zeigte niemand menschliches Interesse an der Gebärenden, schon gar nicht an dem eventuellen Gemütszustand des noch Ungeborenen. Sachliche, unpersönliche «Behandlung», die sich auf das möglichst perfekte Bedienen von Apparaten beschränkte, war die Grundlage des geburtshilflichen Handelns, genauso wie in den anderen klinischen Fachrichtungen auch. Allenfalls jungen Menschen, die sich als Neulinge im Saal befanden, wurde das Recht zugestanden, mitzuleiden oder sich mitzufreuen.

Diese rein technische Haltung gegenüber der Gebärenden und dem Baby versuchten dann Studenten höherer Semester möglichst anzunehmen. Traten doch auch während der Vorlesung über Gynäkologie und Geburtshilfe Schwangere nur als mit medizinischen Problemen behaftete Wesen auf. Sie wurden im Klinikbett hereingeschoben, und wir sollten unser Augenmerk lediglich auf ihren Bauch richten. Natürlich wäre es auch in einem Hörsaal mit 200 Studenten unmöglich gewesen, etwa psychische und soziale Begleit-«Umstände», die zu Schwangerschaftskomplikationen geführt hatten, zu erläutern.

Die Tendenz im Studium war klar: Schwangerschaft ist ein leicht pathologischer Ausnahmezustand im Körper einer Frau, der unerwartet in eine richtige Krankheit umkippen kann und dann klinisch behandelt wird. Der Geburtsbeginn dagegen ist das Signal für den Arzt, die Frau von diesem – von den meisten Studentinnen als unwürdig erlebten – medizinischen Ausnahmezustand zu befreien. Der Schwangeren ein Mitspracherecht oder gar Selbstbestimmung bei der Vorsorge und während der Geburt zu gewähren erschien uns so grotesk wie die Vorstellung, daß ein Diabetiker seinen Doktor über Insulin belehren oder der Patient seinem Chirurgen die richtige Operatonsmethode vorschreiben will.

Nun hatte ich selbst am eigenen Leibe erlebt, was für eine Konsequenz diese allgemein verbreitete Haltung für Mutter und Kind bei der Klinikgeburt hat. Wie konnte ich einem zweiten Fiasko dieser Form, das vielleicht noch schwerer wiegende Folgen für mein Kind und mich haben könnte, entgehen?

Thorsten

Wie ich auf eine Hausgeburt kam, weiß ich selber nicht recht. Vielleicht, weil es «das völlig andere» war, über das wir Studentinnen verächtlich gelacht hatten. Wenn die Sprache darauf kam, war von fürchterlichen Komplikationen die Rede, gar von Totgeburten, die die verantwortungslosen Eltern natürlich durch eine Klinikgeburt hätten vermeiden können. Der dazu in einer gängigen Studentenzeitschrift veröffentlichte Artikel «Eine ganz natürliche Totgeburt» bot Professoren und Kommilitonen die Gelegenheit, über den unverantwortlichen Quatsch «natürliche» Geburt – und dann noch zu Hause! – herzuziehen. Keinen Augenblick dachten wir daran, daß sich auch im Krankenhaus Komplikationen und Kunstfehler ereignen.

In meinem Bekanntenkreis gab es niemand, der zu Hause geboren hatte. Ich begann zuerst, mir einen Gynäkologen zu suchen, da der jetzige seine «Patientinnen» nur im Belegkrankenhaus, das ich zur Genüge kennengelernt hatte, entband. Über Pro Familia fand ich die Adresse eines Gynäkologen, den ich während meiner Famulaturzeit schon kennengelernt hatte.

Weitaus schwieriger war die Suche nach einer freiberuflichen Hebamme. Mein Frauenarzt hatte mir zwar einige Telefonnummern von Hebammen im Umkreis von etwa fünfzig Kilometern gegeben. Leider waren gerade diese Hebammen entweder verzogen oder zu der entscheidenden Zeit im Urlaub. Weiter ging die Suche bei der Gesellschaft für Geburtsvorbereitung (GfG) e. V. In dem freundlichen Antwortschreiben, das mich in meinen Absichten bestärkte, waren Adressen und Telefonnummern von Hebammen in meinem Postleitzahlbereich aufgeführt. Auch hier gab es Schwierigkeiten, da diese zum Teil Dienst in einem Krankenhaus versahen und nicht unbeschränkt abkömmlich sein würden. Über eine ehemalige Kollegin bekam ich schließlich die Adresse einer Praxis in Friedberg, wo Frauen ambulant entbinden konnten. Telefonisch erhielt ich die Auskunft, daß hier auch freiberufliche Hebammen beschäftigt waren – die Jagd schien sich dem Ende zu nähern. Ich bekam wieder einige Telefonnummern und verabredete endlich mit Sybille ein Treffen bei mir zu Hause. Der erste Eindruck war sehr gut, wir waren uns sympathisch und hatten etwa das gleiche Alter. Thorsten in mir machte gleich einen Hopser bei Sybilles Ankunft. Im weiteren Verlauf der völlig komplikationslosen Schwangerschaft trafen wir uns noch weitere Male. Ich wünschte, daß mein Gynäkologe in der Austreibungsphase der Geburt gerufen werden sollte.

Am Sonntag, drei Tage vor dem errechneten Termin, spürte ich nachmittags zum erstenmal regelmäßige Kontraktionen. Wenn es bis zur Nacht so weitergeht, mußt du Sybille anrufen, dachte ich. Aber nach etwa drei Stunden verstummten die Wehen. Zu meiner Freude erfuhren wir bei der nächsten und letzten Vorsorgeuntersuchung, daß der Muttermund schon zwei bis drei Zentimeter eröffnet war.

Donnerstag morgen – am errechneten Termin – drängte es mich, die letzten Vorbereitungen für die Hausgeburt zu erledigen. Beim Kaufmann um die Ecke ließ ich leere Bierkästen zurücklegen, die Wolfgang abends abholen sollte. Wir wollten sie ins Dachstudio unter eine Matratze stellen, so war das Geburtsbett komplett. Am Abend grillten wir. Ich machte danach noch einen langen Spaziergang mit meiner Freundin Trixi, die bei der Geburt dabeisein wollte. Dabei spürte ich wieder leichte Kontraktionen.

Nachts wachte ich durch einen Druck auf der Blase auf. Als ich aufstehen wollte, fühlte ich, wie ich «auslief» – wie bei Eikes Geburt war die Fruchtblase vorzeitig geplatzt. Beim Duschen kamen leichte regelmäßige Wehen. Mein erster Gedanke war, es innerlich abzulehnen. Ich fühlte mich noch nicht reif für das Ereignis. Aber als ich Wolfgang weckte, gab seine Reaktion mir wieder Mut und eine gewisse Vorfreude. Wir riefen Sybille an, die uns riet, noch zu schlafen, um Kraft zu sammeln. Auch Trixi und der Arzt wurden verständigt.

Mit dem Schlafen blieb es beim Versuch: schon nach einer halben Stunde waren die Wehen im Kreuz so schmerzhaft, daß ich nicht liegen wollte. Wir gingen ins Wohnzimmer, Wolfgang machte mir Tee, und ich wählte mir eine Schallplatte aus. Die Wehen kamen in zweieinhalb- bis fünfminütigen Abständen und waren am besten zu ertragen, wenn ich mich auf den Boden kauerte. Nach einer Stunde, die wir in guter Stimmung – und ich häufig auf dem Boden – verbracht hatten, hielt ich es für richtig, Sybille und Trixi kommen zu lassen. Durch ihre Anwesenheit fühlte ich mich sehr erleichtert. Der Tastbefund ergab, daß der Muttermund vier Zentimeter eröffnet war. Nachdem ich noch einige Zeit im Gehen und Stehen die Wehen verarbeitet hatte, riet Sybille mir, mich auf die Seite zu legen, da Thorsten sich dann besser abwärts schieben könnte.

Während ich auf dem Sofa lag, hielten mir Sybille oder Wolfgang die Hand oder stützten mich bei jeder Wehe im Kreuz. Trotz der schnell aufeinanderfolgenden Wehen genoß ich die ruhige, gemütliche Atmosphäre. Wolfgang rief unsere Babysitterin Frau Schmidt an, wegen meines Zustandes früher zu kommen, damit sie sich gleich um Eike kümmern konnte. Nach meinem Dafürhalten war es besser, daß er mit seinen 16 Monaten von der Geburt nichts mitbekam.

Um acht Uhr kam Frau Schmidt mit frischen Brötchen. Sybille und Wolfgang frühstückten abwechselnd, um mir Beistand zu leisten. Auch ich hatte Hunger und war froh, je nach Wunsch essen und trinken zu können. Es war seltsam: ich hatte zwar Wehenschmerzen, aber sie berührten mich nicht. Ich fühlte mich entspannt und dachte nur ans «Öffnen». Sybille schlug vor, unser WC als Gebärstuhl zu benutzen. Schon die Wanderung dorthin ließ die Wehen in noch kürzeren Abständen kommen. Auf dem Sitz versuchte ich mich nach Sybilles Rat «durchhängen» zu lassen und mich weiterhin zu entspannen. Die Wehen waren jetzt sehr stark. Ich hatte die Arme um den Hals meines Mannes geschlungen und hing mich am Höhepunkt jeder Wehe an ihn. Das war tröstlich und schmerzlindernd zugleich. Aber auch Trixi und Sybille machten mir Mut.

Nach kurzer Zeit schon, um neun Uhr, war der Muttermund bereits vollständig eröffnet. Auf meinen Wunsch hin verständigte Sybille den Arzt. Wir stiegen alle die zwei Treppengeschosse zu meinem Geburtszimmer hinauf, wo die erste Ausstattung für den kleinen Menschen bereitlag.

Oben angekommen nahm ich wieder das WC als Gebärstuhl. Leider hatte ich sehr viel Angst beim Pressen: Angst vor dem Schmerz und Angst, den kindlichen Kopf zu sehen. Bei meiner ersten Geburt hatte ich aufgrund meiner allgemeinen Erschöpfung und einer Pudendusanästhesie in diesem Stadium gar nichts mehr wahrgenommen. Sybille ermutigte mich mit sehr viel Geduld zum Pressen und hörte immer wieder die Herztöne des Kindes ab. Endlich war es soweit: Ich ging, gestützt von allen, zu meiner Matratze und brachte Thorsten auf den zwölf Bierkästen zur Welt. Er, noch mit Käseschmiere bedeckt, schrie gar nicht – wegen der harmonischen Geburt? –, sondern gab nur einen leisen Kommentar über die neue Welt ab. An die Brust gelegt, fing er gleich an, zart zu nuckeln. Sybille badete ihn nicht, sondern massierte ihm die Käseschmiere ein. Auch wog sie ihn in einer Stoffwaage, in der Neugeborene nicht wie auf der üblichen schwankenden harten Standwaage erschrecken. Der Arzt hatte weiter nichts zu tun gehabt, als bei der letzten Preßwehe Thorstens Schulter etwas hinauszuschieben und nachher einen Hautriß mit vier Stichen zu vernähen (ich habe die Naht höchstens eine Woche gespürt).

Nach der Geburt fühlte ich ein unwahrscheinliches Hochgefühl. Hatte ich doch aus eigener Kraft und ohne jedes Medikament ein so zufriedenes Kind hervorgebracht. Frau Schmidt wurde mit Eike geholt, damit der Kleine sein Brüderchen begrüßen konnte. Mit Sekt stießen wir alle auf uns beide an und freuten uns miteinander.

Trixi blieb anschließend noch einige Stunden bei uns und betreute Thorsten, damit Wolfgang und ich uns von unseren Strapazen erholen konnten. Als die Nachbarn von der Geburt erfuhren, kamen sie zum Gratulieren und machten dem Baby Geschenke. Für uns stand fest: das nächste Kind bekommen wir wieder zu Hause!

Yvonne

Kleine Yvonne – ihr Existenzbeginn war von Schwierigkeiten gezeichnet. Um so froher waren wir, daß die Geburt so rasch und glücklich verlaufen war – daheim und mit unserer vertrauten Hebamme, die nach einem Aufenthalt in Frankreich für einige Monate in die BRD zurückgekommen war.

Wir hatten uns ein drittes Kind sehr gewünscht, allerdings nicht ganz so schnell. Nachdem ich Thorsten abgestillt und nebenbei intensiv als Selbständige gearbeitet hatte, war mein Körper doch erschöpft, was sich an ständigen Infektionen bemerkbar machte. Nach einem geplanten Großkongreß wollte ich erst mal richtig ausspannen, ganz gesund leben und es dann mit der Schwangerschaft «versuchen». Jedoch 24 Stunden nach dem «Pilotprojekt» fühlte ich, wie bei Thorsten, durch Schwindel und Kreislaufprobleme, daß es wohl schon geklappt hatte. Ein wenig später erlitt ich einen schlimmen beruflichen Rückschlag, der mich finanziell und menschlich sehr berührte. Thorsten zahnte, wurde sehr unruhig, schrie nachts bis zu zehnmal und beruhigte sich nur durch Herumtragen. Das machte Eike sehr eifersüchtig. Beide Kinder hatten oft Erkältungen und waren nicht gerade pflegeleicht. Dazu kamen bei mir grippale Virusinfekte, alle zwei Wochen ein neuer. Wenn ich mich mehr als gewöhnlich anstrengte, kamen leichte Wehen. Ich machte mir große Sorgen um die Schwangerschaft. Erst im fünften Monat schöpfte ich wieder Hoffnung. Es ging mir besser, und mit zunehmender Laune und zunehmendem Umfang wurde ich wieder sehr belastbar, was ich bei unseren kleinen Kindern wirklich brauchen konnte. Sie waren ja erst zweieinhalb und einein- viertel Jahre alt.

Leider war Sybille in der Zwischenzeit nach Frankreich umgezogen, ihre Freundin Eva jedoch wollte mir helfen. Das Erstgespräch mit ihr verlief für beide Seiten erfolgreich, wir spürten, daß wir harmonierten und die Geburt gut zusammen «machen» könnten. Ich erzählte ihr, daß ich eine so große Angst vor der letzten Phase bei Thorstens Geburt gehabt hatte und diese Angst auch jetzt empfand. Gab es vielleicht eine Möglichkeit, durch einen speziell darauf zugeschnittenen Schwan- gerschaftskurs diese Angst zu mindern? Sie empfahl mir Marion, eine Geburtsvorbereiterin im Feministischen Frauengesundheitszentrum in Frankfurt. Mit großer Spannung verabredete ich mit Marion zwei Termine.

Meine Erwartungen wurden nicht enttäuscht: Marion ging einfühlsam auf meine Gefühle und Probleme in der Schwangerschaft ein. Schon durch das Gespräch wurde mir vieles bewußt, was ich verdrängt hatte, etwa das Bedürfnis, selbst bemuttert und verwöhnt zu werden, wie ich es mit meinen Kindern tat. Im zweiten Teil der Sitzungen lernte ich, ein Gefühl für meinen Beckenboden zu entwik- keln und ihn in Beziehung zum Kind zu sehen. Der Rat: «Nehmen Sie Ihr Baby ans Herz» (ich sollte zwar den Beckenboden öffnen lernen, das Kind aber «hochziehen», damit es nicht schon hinauswollte) rührte mich zutiefst und verbesserte die Beziehung zwischen mir und dem Ungeborenen weiterhin. Auch die vorzeitigen Wehen verstummten. In der letzten Kursstunde trafen Wolfgang, Marion und ich uns zu dritt. Nun übten wir einige Positionen für die Austreibungsphase, je nach- dem, wie sie mir zusagten. Marion ermunterte mich zum «Geräusche machen», das bei jeder schweren Arbeit ungemein erleichtere. Es kostete mich direkt Überwindung, bei den simulierten Wehen mitzu- stöhnen, da ich so etwas früher als mangelnde Selbstbeherrschung verachtet hatte. Auch Eva, meine Hebamme, würde mich dazu ermuntern, derart die Wehen zu verarbeiten, sagte Marion.

Daß diese Geburtsvorbereitung erfolgreich war, spürte ich im Un- terbewußtsein: ich träumte häufig von einer Geburt, glaubte direkt, das Köpfchen und den Körper in mir zu spüren, bevor es herausglitt. Sehr oft träumte ich zu fallen, mich loszulassen. Meine Ängste vor der Austreibungsphase verminderten sich sehr, und ich ging mit einer Art «Lust-Angst» auf die Geburt zu. Ich freute mich riesig, als ich zufällig

21

hörte, daß Sybille wieder im Lande sei – und gerade auch dann, wenn Eva zu einer Fortbildung gefahren und nicht mehr «verfügbar» sein würde.

Der von uns erwartete Termin verstrich – Yvonne ließ auf sich warten. Eva fuhr wie geplant auf einen Kongreß. Unser Gynäkologe, der auch zur Hausgeburt gekommen wäre, ging in Urlaub. Wer macht schon zu Beginn der Sommerferien eine Hausgeburt? Wir gingen pflichtgemäß jeden zweiten Tag zu seiner Vertretung: CTG, gynäkologische Untersuchung, Amnioskopie (Fruchtwasserspiegelung). Erstens war das Kind nach der Schwangerschaftsscheibe (die den individuellen Eisprungstermin ja nicht berücksichtigt) schon über die Zeit, zweitens wollte ich nach menschlichem Ermessen sicher sein, daß alles in Ordnung war und die Geburt gutgehen würde. Mit der Amnioskopie läßt sich feststellen, ob eine Übertragung vorliegt und ob das Kind wegen der «alt gewordenen» Plazenta schon Streßzeichen zeigt. Dies war bei mir nicht der Fall. Die Amnioskopie schien etwas in Gang zu bringen: blutiger Schleim ging ab, ich hatte Unterleibsbeschwerden. Bei der nächsten Untersuchung war der Muttermund schon drei bis vier Zentimeter offen. Der Arzt meinte, es würde eine schöne, natürliche Geburt werden. In die Klinik sollte ich aber noch nicht gehen, bis regelmäßige Wehen kämen. Als er meinen Krankenhauseinweisungsschein sehen wollte, mußte ich mit meiner geplanten Hausgeburt Farbe bekennen. Da ich Kollegin war, versuchte er nur sanft, mich zu überreden, doch eine ambulante Geburt in der Klinik zu machen. Zum nächsten Untersuchungstermin, einem Sonntag, sollte ich sowieso zum CTG in ein Krankenhaus gehen, meinte er.

Das wollte ich unbedingt verhindern. Klinikärzte würden eine Drittgebärende mit einem fast vier Zentimeter geöffneten Muttermund und «zehn Tage über den Termin» nicht mehr nach Hause gehen lassen, sondern die Fruchtblase sprengen. Das hieße Geburtseinleitung mit wahrscheinlich sofort starken Wehen = Krankenhausgeburt. Ich dachte an das liebevoll hergerichtete Dachgeschoß mit Yvonnes Korb, Anziehsachen, Blumen, Badewanne, Haustelefon und Geburtsbett. Nein, es mußte bei einer Hausgeburt bleiben.

Ich rief Sybille an: Sie war sehr verständnisvoll und schlug einen Hausbesuch vor. In unserem Gespräch klärten wir ab, daß nach meinem Eisprung der eigentliche Geburtstermin erst dieses Wochenende sei, und Panik wegen einer «Übertragung» sei sowieso unangebracht. Sybille bot uns an, im Entbindungszentrum eines niedergelassenen

Arztes am Sonntag CTG und Amnioskopie selbst durchzuführen. Wir definierten unsere «Schmerzgrenze», bis zu der wir auf die Spontangeburt warten wollten, auf nächsten Samstag. Bis dahin mußte die kleine Frau aber ausgereift sein. Sybille gab mir noch Tropfen, die die Substanz Cimicifuga enthielten und auf homöopathische Weise die Muttermundreife beschleunigen sollten. Ich fühlte mich nach Sybilles Besuch wunderbar beruhigt. Abends fuhren wir noch mit den Kindern in ein Weinlokal, und wie meistens spürte ich auf der Fahrt im VW-Bus einige Wehen, die diesmal länger als zuvor schienen. Beim Zubettlegen waren sie jedoch – wie in den letzten Tagen auch – verschwunden.

Kurz vor ein Uhr wachte ich auf: eine lange Kontraktion, etwa 60 Sekunden. Komisch! Als die nächste nach zehn, dann nach fünf und dann nach zweieinhalb Minuten kam, wurde mir klar: guten Morgen für heute, die Geburt beginnt endlich. Ich weckte Wolfgang mit einem etwas mulmigen Gefühl. Wir riefen Sybille an: als sie mich eine Wehe überatmen hörte, wollte sie sofort losfahren. Auch Trixi und Astrid (unsere Babysitterin) kamen wie verabredet. Das war auch gut so, denn die Wehen wurden besonders beim Aufstehen schon recht stark.

Als Sybille kam, mußte ich mich entweder schon auf alle viere begeben oder, beim Gehen, an Wolfgang hängen. Wir gingen gleich ins Dachgeschoß. Ich probierte, von Wolfgang gestützt, eine Position nach der anderen aus. Sitzen wollte ich diesmal nicht, weder auf dem WC noch auf dem mitgebrachten Gebärhocker, dort konnte ich mit dem Schmerz nicht gut fertig werden. Das beste war, mich an Wolfgangs Hals zu hängen, manchmal im Sitzen, im Stehen oder Gehen. Der Arme hatte noch tagelang das Gefühl, daß ihm das Kreuz gebrochen wäre!

Sybille untersuchte mich nur einmal: Der Muttermund war sechs bis sieben Zentimeter eröffnet. Ansonsten saß sie wie Trixi «freundlich zuwartend» da und ließ Wolfgang und mich handeln. Zwischendurch fütterten und tränkten sie mich auf meinen Wunsch hin mit «Kaltem Hund» und Tee.

Als die Wehen noch stärker wurden, hing ich nur noch an Wolfgangs Hals, und er mußte mir Kinderlieder vorsingen. Sybille und Trixi sagten mir nachher, daß ich dabei völlig entspannt gelächelt hatte. Obwohl ich mich ausgezeichnet aufgehoben fühlte, fragte ich Sybille oftmals, ob ich sterben müsse – mir war so danach. Sybille deutete dies aber als ein Zeichen, daß die Geburt gut vorangehe. Als die Herztöne abgehört wurden, schien das Dopton (Ultraschallgerät, mit dem die Herztöne des Babys abgehört und laut übertragen werden) schon fast an die Leiste gesetzt zu werden, so war das Kind «gerutscht».

Schließlich war ich so müde, daß ich mich aufs Geburtsbett legte. Schon bald spürte ich Druck auf den Damm und fing an, bei jeder Wehe zu zittern. Sybille meinte, nun wäre es besser aufzustehen, da Yvonne ja herauswollte und die Schwerkraft meine Mitarbeit erleichtern würde. Ich setzte mich auf den Gebärhocker, Trixi hinter mich, um mich zu stützen. Sybille kniete vor mir. Nun war der große Moment gekommen! Ich war in richtiger Angriffsstimmung und brüllte darum ganz laut und preßte einmal kräftig – noch heute sehe ich Sybilles erstauntes Gesicht vor mir. Von ganz ferne hörte ich Sybille sagen: Da ist sie schon, die Stirn, Augen, Nase, Mund, Kinn! Das gab mir unglaublichen Mut. Schmerz spürte ich eigentlich keinen, nur ein brennendes Gefühl in der Scheide. Als ich, weil's so schön war, noch mal brüllte und drücken wollte, rief Sybille schon «Nein», weil die Schulter durch meinen zusätzlichen Druck den Damm gerade etwas aufschürfte. So atmete ich dann mein Kind heraus – nicht einmal drei Stunden hatte die Geburt gedauert! Sybille wickelte es in ein Handtuch und gab es mir auf den Bauch.

Alle staunten Yvonne an. Ich war sehr müde und legte mich aufs Geburtsbett. War erstaunt, Sybille sagen zu hören, daß die Plazenta sich schon gelöst habe und in der Scheide sei. Ich hätte nur eine kleine Schürfung, die nicht einmal genäht werden müßte! Wie froh war ich, daß diese Geburt trotz der Schwangerschaftsbelastungen so gut verlaufen war!

Kapitel 2

Was Sie bei der Planung und Durchführung
der Hausgeburt alles beachten müssen

Sich selbst als werdende Mutter

Eine Hausgeburt sollten Sie anstreben, wenn Sie sich gesund fühlen im medizinischen, sozialen und psychischen Sinne. Anders als Sie vielleicht jetzt glauben, sind Sie der wichtigste Faktor zu Ihrer eigenen Gesundheit, auch während der Schwangerschaft. Sie haben sicher oft gehört, daß der psychische Zustand der Mutter den des Ungeborenen beeinflußt. Darum müssen Sie aber nicht versuchen, stets fröhlich zu bleiben. Die Probleme, die Sie verdrängen, kämen in Form von Schwangerschaftsbeschwerden, Alpträumen oder übergroßen Ängsten an die Oberfläche.

Anders als es die meisten Ratgeber beschreiben, sind Streitigkeiten in der Partnerschaft gerade in der Schwangerschaft sehr häufig. Erstens weil Sie viel empfindlicher sind als sonst; zweitens spüren Sie beide, daß Ihre Wertmaßstäbe zu wackeln beginnen, daß Sie zu neuen Ufern aufbrechen müssen. Sie müssen jetzt lernen, die Konflikte nicht zu verschleiern – weil Sie sich «nicht aufregen dürfen» –, sondern sich fair zu streiten, ohne unter die Gürtellinie zu gehen. Das schadet dem Kind nicht, im Gegenteil: es läßt Ihre Partnerschaft erstarken, und das werden Sie brauchen, sowohl zur Geburt als auch zum Leben mit Kindern. Eine gute Partnerschaft ist eins der schönsten Geschenke, die Sie Ihrem Kind zum Lebensanfang machen können.

Da Sie während der Schwangerschaft gesund sein wollen und für die Hausgeburt fit, sollten Sie versuchen, Beschwerden zuerst mit natürlichen gesundheitsfördernden Maßnahmen zu bekämpfen.

Meistens werden körperliche Beschwerden durch unzureichende Ernährung, Hektik und Streß verursacht. Im folgenden werden einige der häufigsten Beschwerden genannt und was Sie dagegen tun können.

Niedriger Blutdruck, Schwindel, Bedürfnis, viel zu schlafen:
Geben Sie Ihrem Ruhebedürfnis genug nach? Können Sie sich nach zwei bis drei Stunden Arbeit eine Ruhepause gönnen? Besprechen Sie diese Möglichkeit mit Ihrem Arbeitgeber. Vielleicht läßt sich sogar ein nicht genutztes Zimmer in der Firma zum «Ruheraum für Schwangere» umfunktionieren. Wenn Sie schon Mutter kleiner Kinder sind, hilft vielleicht eine Nachbarin oder Babysitterin, daß sie sich an Ihrem «Tiefpunkt» eine Stunde hinlegen können. Lassen Sie sich besonders morgens bei einer Tasse Kaffee und einem guten Frühstück gemütlich in den Tag gleiten, das ist das beste Mittel gegen Schwindel. Stehen Sie ganz langsam auf, wenn Sie gelegen oder längere Zeit gesessen haben. Achten Sie tagsüber darauf, daß Sie nie richtig hungrig werden, da dies auch Schwindel und das Gefühl einer nahenden Ohnmacht auslösen kann. Essen Sie alle zwei Stunden eine Kleinigkeit oder nehmen Sie einen Milchshake. Gehen Sie regelmäßig ein- bis zweimal die Woche zum Schwimmen und Saunieren (wenn Sie schon vor der Schwangerschaft regelmäßig sauniert haben). Lassen Sie sich nicht zu blutdrucksteigernden Präparaten überreden. Die Nebenwirkungen Herzklopfen und Aufgeregtsein sind nämlich auch beim Ungeborenen nachweisbar. Nehmen Sie die Müdigkeit als Zeichen, daß Ihr Körper Ruhe braucht.

Heißhunger, plötzlich auftretender Hunger, oft verbunden mit dem Gefühl einer nahenden Ohnmacht und Herzklopfen: tritt meist am Anfang der Schwangerschaft auf, bei manchen Frauen schon zwei bis drei Tage nach der Zeugung. Der Grund: durch den Embryo werden Wachstumshormone freigesetzt, die sogenannten «Insulin Like Growth Factors». Sie wirken wie das Hormon Insulin; das heißt, Zucker wird verstärkt in die Zellen eingeschleust (mit dem Hauptziel, den Embryo zu ernähren und die Gebärmutterwand für die Plazentaanheftung und ihr Einwachsen vorzubereiten). Der Zucker fehlt also im Blut, was als «Hunger» bei Ihnen gemeldet wird. Einfache Logik: Sie müssen essen, sollten darauf achten, daß Sie bereits in den ersten Wochen täglich mindestens 2600 kcal zu sich nehmen, davon etwa 100 gr Eiweiß. Wahrscheinlich werden Sie dann auch in den ersten Monaten schon an Gewicht zunehmen. Das stößt meistens auf Kritik des Gynäkologen und Ihrer Freundinnen, was Sie jedoch nicht beirren sollte. Wenn jemand nicht verstehen will, daß Sie gesund und fit sein und möglichst ein gesundes Kind haben wollen, ist das sein Problem. Natürlich sollten Sie versuchen, sich nicht bei jedem Hungergefühl mit Süßigkeiten vollzustopfen. Ein Wort noch zu den «blähenden» Gerichten, die Schwangere laut Ratgeber meiden sollten, wie Zwiebeln, Vollkornbrot, Hirse, Erbsen, Bohnen, Linsen: Gerade diese Nahrungsmittel sind ausgezeichnete Vitamin-C- und B-Lieferanten, die Ihnen und dem Ungeborenen in jeder Hinsicht gut bekommen. Während der Schwangerschaft arbeitet das Verdauungssystem wesentlich langsamer; es kann daher sein, daß sich Luft im Darm staut und Sie an einer Stelle stechende Schmerzen bekommen. Dagegen half mir ein halber Fingerhut voll guten Cognacs, den ich mit dem Etikett «Nur für Schwangere» versehen im Regal stehen hatte.

Übelkeit:
ist zwar teils hormonell bedingt, teils aber auch die Folge von Vitaminmangel oder Unterzuckerung. Vitamin-B-reiche Produkte wie Hefeflocken in Fruchtsaft oder Milch verrührt, Haferflocken, Hülsenfrüchte, Vollkornbrot und mageres Fleisch helfen, regelmäßig gegessen, sehr gut gegen dieses Symptom (Davis 1972, S. 46 ff). Wenn Sie diese Speisen absolut nicht herunterbringen, sollten Sie sich in der Apotheke rezeptfrei einen Vitamin-B-Komplex kaufen und regelmäßig einnehmen, bis es Ihnen besser geht und Sie auf Vitaminzufuhr durch gesunde Nahrungsmittel übergehen können. Besonders wenn Sie sich vor der Schwangerschaft ungesund ernährt hatten, lange Zeit die Pille genommen oder mehrere Kinder hintereinander geboren haben, sollten Sie Ihre Übelkeit unbedingt als Zeichen der Mangelernährung Ihres Körpers sehen. In den Zeitungen ist zwar öfters zu lesen, daß gesunde Mitteleuropäer keine Vitamine und Mineralstoffe in Tablettenform zu sich nehmen müssen. Diese Berechnungen beziehen sich aber fast immer auf Männer, die unter keinem Streß stehen, nicht auf schwangere und stillende Frauen. Gerade wenn es Ihnen in

der Frühschwangerschaft nach ein paar Bissen den Magen zuschnürt, sollten Sie Vitamin B 2, B 6, B 12, Folsäure und Vitamin E in Tablettenform zusätzlich zur möglichst gesunden Ernährung zuführen. Vitamin A ist auch sehr wichtig; das Präparat muß jedoch mit dem Frauenarzt oder Apotheker abgesprochen werden, weil zuviel Vitamin A Mißbildungen beim sich entwickelnden Kind erzeugen kann. Alle anderen Vitamine sind nicht nur gut gegen Übelkeit und andere Schwangerschaftsbeschwerden. Sie helfen erwiesenermaßen, Mißbildungen bei dem entstehenden Kind zu vermeiden (vgl. Davis 1972, S. 32 ff).

Wehen:
Sie treten zwar meistens nach körperlicher Anstrengung auf, sind aber auch ein Zeichen, daß Sie Ihr Baby mehr «ans Herz nehmen» sollten, um es zu halten. Fühlen Sie sich nicht (mehr) geliebt oder mit der Schwangerschaft überfordert? Kämpfen Sie mit dem Gedanken, daß es besser wäre, das Kind loszuwerden? Das drückt die Gebärmuttermuskulatur mit Kontraktionen aus. Versuchen Sie sich Zeit zu nehmen, in sich hineinzuhorchen und mit Ihrem Kind zu sprechen. Was macht Ihnen angst davor, die Schwangerschaft zu halten? Würde das Hergeben des Babys das Problem lösen? Sie sollten, am besten mit Ihrem Partner, eine schwangerschaftsbegleitende Psychotherapie beginnen oder sich eine Geburtsvorbereiterin suchen, die auch Psychologin ist. Die Kosten für diese Kurse werden zum Teil von der Kasse ersetzt. Sie müssen der Kursleiterin eine Bestätigung des Frauenarztes einreichen, daß er diesen Kurs für notwendig hält. Sie stellt Ihnen nach Kursende eine Quittung über die Gebühr aus. Diese Quittung übersenden Sie Ihrer Krankenkasse und erhalten innerhalb eines kurzen Zeitraums das Geld auf Ihr Konto überwiesen. Die meisten Kassen übernehmen 108 DM für Geburtsvorbereitung (Stand 1990).

Hoher Blutdruck:
ist, wenn er erstmalig in der Schwangerschaft auftritt, zuerst ein Streßsymptom. Dieser Streß kann seelisch bedingt sein. Vielleicht machen Sie alles zu schnell oder bürden sich zuviel auf. Denken Sie daran, daß auch «Ihre Seele schwanger» ist. Vieles, was Sie früher einfach weggesteckt haben, kann Sie jetzt schwer belasten. Aber auch schlechte Ernährung (zuwenig Kalorien, Kalium, Eiweiß, Vitamin B) und besonders Salzmangel können in der Schwangerschaft hohen

Blutdruck hervorrufen. Dieses Symptom tritt dann häufig mit Gesto-se- (= Schwangerschaftsvergiftungs-)Zeichen wie Wasseransammlun-gen im Körper plus Eiweiß im Urin auf. Die Gestose wurde schon vor drei Jahrzehnten als Folgen von Mangel- und Fehlernährung erkannt – ohne Konsequenzen für die Schwangerenvorsorge. Noch heute er-kranken laut Lehrbuch etwa zehn Prozent aller Schwangeren an einer Gestose. Infolgedessen kommen ihre Babys zu früh und per Kaiser-schnitt oder untergewichtig auf die Welt. Das ist geradezu skandalös, denn heute hätte fast jede Schwangere in der Bundesrepublik die Möglichkeit, sich gesund und ausreichend zu ernähren.

Woher kommt dieses Mißverhältnis, daß in einem der reichsten Länder der Welt so viele Frauen an Gestose erkranken und damit ihre Babys schädigen? Es liegt an dem mangelnden Wissen der Frauenärzte über gesunde Ernährung. In den USA sind seit Jahrzehnten zahlreiche Studien publiziert worden, die einen eindeutigen Zusammenhang zwischen Qualität und Quantität der Ernährung und dem Gesund-heitszustand von Mutter und Kind herstellen. Statt dessen legen die meisten Frauenärzte ihren Patientinnen Gewichtsbeschränkungen auf und betonen, daß «sich das Kind schon nimmt, was es braucht». Leider glauben die meisten Schwangeren der absurden Logik – woher soll das Kind etwas nehmen, wenn nichts oder zuwenig da ist? Viele machen auch aus falscher Eitelkeit mit, wollen möglichst wenig zunehmen.

Es ist wissenschaftlich erwiesen, daß
– untergewichtige Babys eher an einer chronischen Behinderung lei-den und/oder in den ersten vier Wochen sterben können
– das Gewicht des Babys der Gewichtszunahme der Mutter parallel läuft, wenn sich die Mutter seit Beginn der Schwangerschaft gut ernährt
– gute Ernährung vor chronischer und akuter Plazentainsuffizienz schützt, die sonst eine Mangel- und oft auch Frühgeburt bewirkt. Dasselbe ist für die vorzeitige Plazentalösung bewiesen, die einen akuten Notfall während einer Geburt darstellt
– bei Schwangeren, die sich schlecht ernähren und daher unterdurch-schnittlich zunehmen, die Häufigkeit von Fehl-, Früh- und Totgeburten stark erhöht ist. Ebenso kommt es weitaus häufiger zu Geburts-komplikationen, die etwa einen Kaiserschnitt notwendig machen
– nur Schwangere, die ein Minimum von etwa 25 Pfund zunehmen, ihr Kind später voll stillen können (acht bis zehn Pfund der Gesamt-gewichtszunahme in der Schwangerschaft sind «Stillfett»)
– es kein einziges Argument für eine zahlenmäßig begrenzte Gewichts-

zunahme gibt. Es gibt keinen einzigen Beweis, daß eine durch gesunde Ernährung entstandene «zu starke» (über zwölf kg) Gewichtszunahme zu Schwangerschafts- oder Geburtskomplikationen führte – das Gegenteil jedoch in Fülle.

Es ist also außerordentlich wichtig, daß Sie sich in der Schwangerschaft zwar gesund, aber nach Ihrem eigenen Gespür und Hunger ernähren. Sprechen Sie darüber mit Ihrem Gynäkologen und Ihrer Hebamme (besonders wenn sie Ihre Vorsorgeuntersuchungen machen wird). Gerade wenn Sie eine Hausgeburt anstreben, darf das Kind nicht zu früh kommen und nicht untergewichtig sein. Besonders wichtig wird die Ernährung, wenn Sie beim ersten Kind Zeichen einer Schwangerschaftsvergiftung hatten und das Kind untergewichtig zur Welt kam. Am besten können Sie Betroffene informieren, etwa die

Arbeitsgemeinschaft Gestose-Frauen e. V.
Vogt-von-Belle-Platz 3
4174 Issum
Kontaktadresse Sabine Kuse, Tel. 0 28 35 / 39 80

Ihr Partner

Eine Hausgeburt betrifft die Partnerschaft in einem weit höheren Ausmaß, als Sie es sich vorstellen können. Es geht keinesfalls darum: «So, dann bleiben wir zwei zur Geburt eben daheim – ist auch bequemer, denn die Geburtshelfer kommen zu uns ins Haus.» Das Gegenteil ist der Fall. Ihr Partner muß auf jeden Fall wissen, daß eine Hausgeburt von ihm viel fordert, besonders in den Tagen danach. Dafür hat er die Chance, die Ankunft seines Kindes und seine ersten Tage so zu erleben, wie es in keiner Klinik auch nur denkbar wäre. Nachdem Sie sich selbst informiert haben, beleuchten Sie mit ihm zusammen, was auf ihn zukommt:

Wie ist Ihre gemeinsame Einstellung zu sich als Paar? Nachdem der Schwangerschaftstest positiv ist, haben Sie heutzutage über acht Monate Zeit, als Partner zusammenzuwachsen. Sprechen Sie offen über Sachen, die Sie ärgern, insbesondere, wenn sie nicht einer partnerschaftlichen, sondern einer patriarchalischen «Mama-Papa»-Beziehung dienen. Haben Sie – wenn Sie daheim beim Kind bleiben wollen – Angst, zum bedienenden Anhängsel zu werden, eine «angebundene Ausgeschlossene»? Was könnten Sie gemeinsam dagegen tun?

Ermutigen Sie auch ihn, daß er von seinen Ängsten spricht, Ihre Liebe teilen zu müssen; die erotische Beziehung zu Ihnen zu verlieren; als Alleinverdiener überfordert zu sein; die Angst, als nur abends anwesender Vater seinem Kind im Gegensatz zu Ihnen nicht nahe genug zu stehen.

Diese Gespräche sind gerade bei der ersten Schwangerschaft äußerst wichtig, zum Glück haben Sie beide dann auch mehr Zeit als Mehrkindeltern. Versuchen Sie sich vorzustellen, wie Sie gemeinsam Belastungen schaffen: Ist Opferbringen in Ihrer Partnerschaft (noch) Frauensache? Verzichtet Ihr Partner auf abendliche Vergnügungen, um bei seiner Familie zu sein? Würde er keine Überstunden mehr machen, um zeitig nach Hause zu kommen? Ist die Familie ihm das Wichtigste? Wird er Ihnen, wenn Sie sich für eine Hausfrauen-, Teilzeit- oder Heimarbeitsbeschäftigung entschieden haben, ermöglichen, sich fortzubilden?

Noch haben Sie Zeit, sich in diesen und ähnlichen Punkten zusammenzuraufen. Eine reife Bewältigung von Konflikten schafft die besten Voraussetzungen für eine Hausgeburt. Anders herum: Mit einem Menschen, der sich Ihnen gegenüber nicht als absolut zuverlässig erwiesen hat, sollten Sie sich nicht in eine so ernste Situation begeben. Denn mit jeder Geburt ist ein Risiko verbunden, zu Hause wie in der Klinik. Das Besondere an der Hausgeburt aber ist, daß beide Eltern freiwillig noch mehr Eigenverantwortung für ihr Kind übernehmen.

Ein Grund, warum Männer eine Hausgeburt ablehnen: Sie spüren, daß dabei von ihnen enorm viel verlangt wird. Und zwar auf Gebieten, auf denen sie unsicher sind. Während manche die Klinikgeburt noch als Abenteuer in grüner Kluft, als tolles Spiel ansehen – von dem sie sich jederzeit zurückziehen können, denn es sind ja trotzdem Hebamme und Ärztin bei der Frau –, sind sie bei einer Hausgeburt dauernd verantwortlich. Wenn seine Frau mit Blut und Fruchtwasser das Schlafzimmer «ruiniert» oder ihm auf den Schoß erbricht, ist niemand außer ihm zum Putzen da, und niemand bedauert den armen Mann. Während der Geburt darf ihm nicht schlecht werden, da seine Frau ihn jederzeit dringend braucht. «Versagt» er jetzt, kann er den Geburtsverlauf empfindlich stören. Rät die Hebamme dazu, etwa wegen schlechter Herztöne oder wenn sich die Plazenta nicht löst, doch schnellstens in die Klinik zu fahren, muß er trotz Aufregung ruhig und überlegt den Wagen lenken, da er sonst seine Frau (und sein Kind) gefährdet.

Gute Nerven, körperliche Fitneß, Humor, Phantasie, Improvisationstalent, Geschick und Panikstabilität sollte Ihr Partner also zur Hausgeburt mitbringen. Dies sind übrigens die gleichen Eigenschaften, die einem Vater (von Kleinkindern) zur Ehre gereichen.

Da der Wunsch nach einer Hausgeburt fast immer von der Frau ausgeht: erklären Sie ihm ausführlich Ihre Gründe. Vielleicht war Ihr Partner bei Ihrer ersten Geburt in einer Klinik dabei, aber nicht so abgeschreckt wie Sie. Er war ja nicht der Leidtragende. Schildern Sie ihm, wie Sie die Kliniksituation einschließlich Wochenstation erlebt haben und warum Sie das diesmal anders machen möchten. Klären Sie ihn zusammen mit der Hebamme auf, wie das Risiko einer Geburt daheim und in der Klinik wirklich zu bewerten ist (s. S. 89). Lassen Sie ihn beim Gespräch mit der Hausgeburts-Hebamme dabeisein und zu Wort kommen. Sie kann ihm typische Hausgeburts-Szenen aus ihrer Erfahrung heraus realistisch schildern – auch was er dabei zu tun hätte. Suchen Sie beide Kontakt – über die Hebamme und die Geburtsvorbereiterin – zu Paaren, die Hausgeburten gemacht haben, und gehen Sie gemeinsam zu einer gut ausgewählten Geburtsvorbereitung. Es gibt außerdem auch, zumindest in größeren Städten, Angebote speziell für werdende Väter, die ihre Ängste und Widerstände gemeinsam mit Gleichgesinnten in Gesprächskreisen bearbeiten.

Frauen, die ihr erstes Kind in einer Klinik bekommen haben, können die Hilfe des Partners bei einer Hausgeburt zuerst gar nicht einschätzen. Bei einer Geburt in den eigenen vier Wänden ist er wohl die wichtigste Unterstützung. Er wird Ihr Bett nach einem vorzeitigen Blasensprung frisch beziehen, Sie schön bequem lagern und Ihnen Tee machen. Da Sie daheim kein Eß- und Trinkverbot während der Wehen haben, kann er Ihnen zur Erfrischung auf Wunsch immer eine Kleinigkeit zur Stärkung geben – ganz abgesehen von dem Festschmaus nach der Geburt. Er wird Sie in Ihrer selbstgewählten Position stützen, Sie zusammen mit der Hebamme ermuntern, zu stöhnen oder zu schreien, wenn Sie sich vielleicht nicht trauen. Die Schmerzen im Rücken kann er durch Gegendruck mit der geballten Hand oder durch Massage lindern. In der Übergangsphase ist es äußerst hilfreich, sich an seinen Hals zu hängen und den Beckenboden locker zu lassen.

Ist der Muttermund geöffnet, das Köpfchen aber noch nicht auf dem Beckenboden, kann dieses Hängen oder das Hängenlassen zwischen Partner und begleitender Freundin es «rutschen» lassen. Er stützt Sie, wenn Sie auf dem Gebärstuhl oder auf dem Geburtsbett das Kind hinausschieben. Entscheiden Sie sich für den Vierfüßlerstand (im Knien), legen Sie Ihren Kopf auf seinen Schoß, so können Sie sich an seinem Hals festhalten.

Die ersten Tage mit dem Kind sind eine gute Schule für Väter, die fest an ein «geregeltes» Leben des Säuglings glauben: Ist es normal, daß das Kleine erst mal sechs Stunden schläft, obwohl die mütterliche Brust voll und voller wird? Daß es abends alle halbe Stunde an die Brust will? Daß es beim ersten Stuhlgang so fürchterlich schreit? Daß es nach jedem Anlegen spuckt und am zweiten Tag schon lächelt? Daß es die ersten Nächte permanent herumgetragen werden und Musik hören will?

Auf jeden Fall sollte Ihr Partner den größten Teil seines Jahresurlaubs für die Hausgeburt planen, um die schwersten Wochen bei Ihnen und der Familie zu sein. Dem legt der Jahresurlaubsanspruch der meisten Arbeitnehmer natürlich allerhand in den Weg. Es gibt vom Gesetz her lediglich die Möglichkeit, daß der Vater zwar eine Woche frei bekommt, ohne dies auf seinen Urlaub verrechnen zu müssen. Dafür wird dann aber eine Haushaltshilfe nicht bezahlt, für die die Krankenkasse ansonsten fünf Tage lang die Kosten übernimmt . Für die Beziehung zum Kind wäre es sehr gut, wenn Sie sich den Erziehungsurlaub, der heute jeder Mutter und jedem Vater bis zu 18 Monaten nach der Geburt zusteht, teilen könnten. Leider ist dies für die meisten Eltern finanziell schlecht möglich. Diese Situation ist nur folgerichtig in einer Gesellschaft, in der eine partnerschaftliche Erziehung durch beide Eltern möglichst verhindert wird.

Da jetzt immer vom Partner die Rede war: Auch wenn Sie sich – sei es notgedrungen oder bewußt – für ein Leben als alleinerziehende Mutter entschieden haben, besteht für Sie natürlich genauso die Möglichkeit einer Hausgeburt. Besonders eine Wohngemeinschaft ist eine ideale Situation für eine Hausgeburt, da sie der früheren Großfamilie ähnelt. Sie müssen Freundinnen oder Freunde haben, auf die Sie sich hundertprozentig verlassen können. Diese Freundinnen sollten natürlich auch an den Gesprächen mit der Hebamme teilnehmen. Es ergibt sich schließlich eine gewisse Rollenaufteilung, wer Sie stützen möchte, wer sich mehr um häusliche Arbeiten kümmert oder nachher das Kind versorgt. Auch muß eine Person festgelegt werden, die Sie im Notfall schnell und sicher in die Klinik fährt. Eventuelle Notfall-situationen und erste Maßnahmen dagegen müssen mit der Hebamme zusammen in der Gruppe besprochen werden. Sie haben sicher ein Gespür dafür, ob es sich um ein gutes Geburts-Team handelt. Spannungen muß – wie in einer Partnerschaft – rechtzeitig auf den Grund gegangen werden, da eine «geladene» Atmosphäre die Geburt ernsthaft behindern und zu Komplikationen führen kann.

Ihr Informations-Check-up

Sie gehören wahrscheinlich zu den Schwangeren, die keine frei-berufliche Hebamme kennen oder Frauen, die bereits daheim geboren haben. So müssen Sie sich folgende Leute suchen:
– eine freiberufliche Hebamme, die zu Hausgeburten kommt
– (mindestens) eine Freundin, die bei der Geburt hilft
– einen Arzt oder eine Ärztin (auch wenn Sie die Schwangerenvor-sorge bei der Hebamme machen wollen, da Hebammen z. B. einen Dammriß nicht nähen dürfen, außer in Berlin)
– wenn bereits Kinder da sind: eine Haushaltshilfe nach der Geburt
– einen Kinderarzt, der am vierten oder fünften Tag nach der Geburt die Untersuchung U 2 bei Ihnen daheim durchführt
– falls Sie schon mindestens ein Kind haben: einen zuverlässigen Babysitter, der das Kind während der Geburt und in den ersten Stunden danach betreut (auch nachts!). Das Kind muß diese Person dann natürlich sehr gut kennen und mögen. Auch wenn ein älteres, schon sehr verständiges Kind bei der Geburt zuschauen möchte, muß unbedingt ein Babysitter bei ihm sein, da Vater und Mutter sich nicht um es kümmern können.

Wie Sie an meinen Geburtsberichten gesehen haben, kann es sehr schwer sein, all diese Leute aufzutreiben. Die Suche sollte daher so früh wie möglich beginnen. Ich halte es für das beste, zuerst die
Gesellschaft für Geburtsvorbereitung e. V. (GfG)
Dellestr. 5
z. Hd. Frau Lorette Caukin
4000 Düsseldorf 12
Tel. 0211 – 25 26 07

anzurufen oder anzuschreiben. Die Anlaufstelle GfG hat den Vorteil, daß Sie nicht nur Informationen über eine Hausgeburt, sondern auch über Geburtsvorbereitung generell, medizinisches und psychologisches Grundwissen über Schwangerschaft und Geburt und die Bedeutung des Stillens erhalten werden. Die GfG akzeptiert und fördert Hausgeburten als natürliche und selbstbestimmte Geburten bei gesunden Schwangeren. Sie werden also in Ihrem Vorhaben bestärkt. Ferner bekommen Sie eine GfG-Mitglieder-Liste aus Ihrem Postleitzahlbereich und Umgebung, in der von der GfG zusätzlich ausgebildete Geburtsvorbereiterinnen, Hebammen, Ärzte und Ärztinnen gekennzeichnet sind. Ein Verzeichnis freiberuflicher Hebammen erhalten Sie auch beim

Bund freiberuflicher Hebammen Deutschlands (BfhD)
z. Hd. Frau Bettina Türstig (1. Vorsitzende)
Ludwig-Uhland-Str. 28
6903 Neckargmünd
(Tel.0 62 23 – 71 17 8) (oder Anrufbeantworter).

Gute Anlaufstellen sind natürlich auch ein Frauengesundheitszentrum, ein Geburtshaus oder eine Pro Familia-Filiale, wenn es in Ihrem Heimatort so etwas gibt.

Natürlich ist die von mir aufgestellte Liste nichts Absolutes. Ein Muß sind Partner, Hebamme und Freundin (kann auch die werdende Großmutter oder eine Nachbarin sein, wenn Sie sich mit ihr sehr gut verstehen). Wenn Sie etwa kurz vor der Geburt noch eine Haushaltshilfe suchen, verlieren Sie nicht den Mut, und fragen Sie bis zuletzt in der Nachbarschaft nach, setzen noch eine Annonce in die Zeitung oder machen einen größeren Aushang im Supermarkt. Oft findet sich etwas, nachdem Sie Ihre Bemühungen schon fast aufgegeben haben. Andererseits wird Sie ein Chaos im Haushalt und «Dosenfutter» nicht umbringen – Hauptsache, Sie sind als Familie mit dem Geburtserlebnis zufrieden.

Ihre Hebamme / das Erstgespräch

Machen Sie zuerst die Hebamme dingfest. Wenn sich nur ihr Anrufbeantworter meldet, sagen Sie nach Ihrem Namen, Adresse und Telefonnummer Ihren Wunsch nach einer Hausgeburt. Errechneter

Geburtstermin wäre der X. X., Sie wären Erstgebärende (oder je nachdem) und bitten um Rückruf. So kann sie schon nachschauen, ob sie zu diesem Termin plus / minus 14 Tage Zeit hat und ob ihr der Anfahrtsweg zur Geburt, einschließlich Vorsorgen und Nachsorgen, nicht zu weit ist. Es gibt auch Hebammen, die Erstgebärende nicht (gerne) daheim entbinden, dann müßten Sie sich weiter umschauen.

Wenn sie Sie anruft, werden Sie sicher sobald wie möglich einen Termin ausmachen, denn Sie beide müssen sich persönlich kennenlernen. Bei diesem Treffen ist der erste Eindruck, die persönliche Sympathie, außerordentlich wichtig. Einer der größten Vorteile bei der Hausgeburt ist ja, daß Ihnen Menschen helfen, die Sie kennen, mögen und denen Sie voll vertrauen. Ihre Vorstellungen spielen natürlich eine Rolle: Sind Sie nach einer früheren Geburt von einer älteren, resoluten, weißgestärkten Hebamme erschreckt worden, möchten Sie vielleicht jetzt eine junge «gleichgestellte», die Sie gleichberechtigt behandelt. Oder sehnen Sie sich in schwierigen Situationen nach einer Mutterfigur, die älter und erfahrener wirkt?

Am wichtigsten jedoch sind Sympathie und Vertrauen. Wenn die Hebamme auf den ersten Blick nicht Ihren Vorstellungen entspricht, sollten Sie das im Laufe des Gesprächs andeuten: «Ich habe Sie mir viel älter/ganz anders vorgestellt.» Wahrscheinlich kommen Sie sich damit näher, so daß Vorurteile ausgeräumt werden können.

Sie wird Sie fragen, wieso Sie eine Hausgeburt machen möchten. Es ist für sie wichtig zu wissen, ob Sie wirklich dahinterstehen. Sie sollten nicht nur darum zu Hause gebären wollen, weil es Ihre Freundin so gemacht hat, obwohl Sie sich selber doch im Krankenhaus sicherer fühlen würden. Andererseits dürfen Sie sich nicht fanatisch darauf festlegen: «Ins Krankenhaus gehe ich nicht, egal was kommt» – auch bei Hausgeburten, die sich normal anlassen, kann es später in seltenen Fällen zu Situationen kommen, wo eine Fahrt ins Krankenhaus unabänderlich ist.

Die Hebamme möchte auch sicher wissen, wie Sie sich eine Hausgeburt vorstellen. Es gibt ja Menschen, die dies mit einer süßlichen Romantik verbinden – dem Prototyp der «sanften» natürlichen Geburt, bei der weder Mutter noch Kind irgendwelche Leiden durchstehen müssen (im Gegensatz zur bösen Krankenhausgeburt).

Falls Sie so denken, lassen Sie sich schleunigst in die Realität zurückführen: Eine Geburt kann zwar als sehr harmonisch empfunden werden, ist aber nur in seltenen Fällen «sanft» im Sinne von unbeschwerlich. Auch die Natur kann «gewalttätig und blutig» sein (Sichtermann 1981, S. 207).

Bis auf die wenigen Frauen, für die Gebären weitgehend schmerzlos ist (aufgrund von Veränderungen der Nerven des Beckenbodens oder jahrelangem Entspannungs-Training), haben Sie natürlich auch bei einer Hausgeburt Wehenschmerzen und alle anderen Anzeichen dafür, daß die Geburt vorangeht. Sie werden dies in vertrauter Atmosphäre mit persönlichen Hilfsmitteln und ständiger Betreuung der gleichen Personen, die sich nach Ihnen richten, aber viel besser verarbeiten können, als dies in der Klinik möglich wäre. Wenn Sie als Erst-schwangere noch keine konkrete Vorstellung von einer Geburt haben, lassen Sie sich von der Hebamme einige Beispiele erzählen.

Sind Sie bereits Mutter, werden Sie nach früheren Schwanger-schaften und Geburten gefragt. Erzählen Sie genau den Verlauf und die Dauer; ferner, ob und welche Komplikationen aufgetreten sind. Einige Komplikationen können, wie auf S. 98 ff beschrieben, als typisch für den Verlauf einer Krankenhausgeburt angesehen werden (extrem lange Geburtsdauer, Wehenschwäche durch Erschöpfung, Einsatz der Saugglocke, Blutdruckabfall nach Anästhesien, Trinkschwäche beim Kind, Infektionen). Sie müssen sich also bei einer Hausgeburt nicht wiederholen. Dagegen besteht etwa bei Nachblutungen, falsch sitzen-der Plazenta oder Steißlage des Kindes ein gewisses Wiederholungs-risiko. Erwähnen Sie unbedingt Krankheiten, die Sie in letzter Zeit durchgemacht haben, insbesondere wenn sie sich auf Ihre Herz- und Nierenfunktion niedergeschlagen haben.

Vielleicht möchten Sie bereits im Erstgespräch einige wichtige Fra-gen klären:
– Kann die Hebamme bei Ihnen auch die Schwangerschaftsvorsorge-untersuchungen durchführen? Gerade wenn Sie schon kleine Kinder haben, ist dies ein erheblicher organisatorischer Vorteil, da die Heb-amme ins Haus kommt und Sie sich nicht für ein bis zwei Stunden mit quengelnden Kindern ins Wartezimmer der Gynäkologin setzen oder Babysitter bezahlen müssen. Die Hebamme lernt Sie, Ihr Umfeld, Ihre Familie und Freunde – die ja vielleicht auch bei der Geburt dabeisein werden – kennen. Sie kann psychische und körperliche Beschwerden, die während Ihrer Schwangerschaft auftreten, ganz anders einordnen, sie im psychosozialen Zusammenhang sehen
– Falls sie Vorsorgen durchführt: was hat sie für Vorstellungen über das Gewichtslimit und über Ernährung? Was ist ihrer Meinung nach

ein behandlungsbedürftiger Bluthochdruck? Wie definiert sie eine Schwangerschaftsvergiftung, was rät sie zur Behandlung?

– Bietet sie auch Geburtsvorbereitungskurse an, an denen Sie mit Ihrem Partner teilnehmen können?

– Ist sie um den errechneten Geburtstermin (einschließlich zwei Wochen vorher und nachher) jederzeit für Sie erreichbar? Wenn sie an einigen Tagen nicht da ist, hat sie eine Vertretung (befreundete Kollegin)?

– Wie lange ist sie bereit zu kommen, wenn der errechnete Geburtstermin überschritten ist?

– Arbeitet sie generell mit oder ohne Arzt? Deckt sich das mit Ihren Vorstellungen?

– Wie verhält sie sich bei vorzeitigem Blasensprung?

– Wie wird die Geburt überwacht? Mit Stethoskop oder Dopton? (= Ultraschallgerät, das die Herztöne laut überträgt. Sie können so in jeder Position der Gebärenden abgehört werden)

– Verabreicht sie Schmerzmittel während der Geburt? Nur homöopathische oder auch andere?

– Wie oft hat sie welche Komplikationen bei den von ihr betreuten Geburten schon erlebt?

– Wie oft war es bei ihren Geburten nötig, in die Klinik zu fahren? Was ist daraus geworden? Falls Sie in die Klinik fahren müssen, bleibt sie dann bei Ihnen?

– Zieht sie eine bestimmte Geburtsposition vor? Hat sie einen Gebärhocker? (Es ist besser, wenn sie Ihnen in möglichst vielen Geburtspositionen helfen kann. Schließlich soll ja möglichst kein Zwang ausgeübt werden)

– Wie oft mußte sie einen Dammschnitt durchführen? Läßt sie den Damm lieber reißen?

– Hat sie ein Notfallset zur Neugeborenen-Wiederbelebung dabei (oder die Ärztin, mit der sie zusammenarbeitet)? Es besteht aus Sauerstoffflasche, Absaugvorrichtung und Ambubeutel zum Beatmen des Kindes

– Findet sie, daß es im Notfall zu weit in die nächste Klinik mit Neugeborenen-Intensivstation ist? Der Weg sollte eine halbe Stunde Autofahrt nicht überschreiten

– Führt sie Nachsorgen durch?

Diese wichtigen Fragen sollten Sie zumindest in den folgenden Gesprächen klären. Anders als bei der Kreißsaalbesichtigung haben Sie hier die Gewähr, daß sich Ihre Hebamme an Absprachen halten wird.

Wenn Sie sich gegenseitig gefallen und beschließen, die Geburt zusammen anzustreben, werden Sie sicher für die nächsten Monate Termine festlegen – es braucht ja nicht immer daheim zu sein. Manche Fragen kann frau in einem Lokal viel besser klären. Falls sie bei Ihnen Vorsorge macht, sehen Sie sich ja sowieso einmal im Monat.

Bei weiteren Gesprächen werden Sie über den Verlauf und Ihre Gefühle in der Schwangerschaft sprechen, auch über Änderungen in Familienleben und Partnerschaft. Wenn Sie Erstgebärende sind, kann sie Ihnen vielleicht auch Kontakt zu jungen Familien vermitteln, damit Sie ein bißchen ahnen, was auf Sie zukommt.

Und dann wird die Geburt geplant:
– Wo findet sie statt? (Sie müssen dafür ein eigenes Zimmer haben, möglichst in der Nähe des Badezimmers)
– Wie wird das Zimmer eingerichtet?
– Was müssen Sie alles besorgen? (s. S. 67)
– Kann sie Ihnen Institutionen empfehlen, die Ihnen eine Haushaltshilfe vermitteln?

Gegen Ende der Schwangerschaft müssen Sie eine «Checkliste Geburt» angefertigt haben. Kopien davon sollten bei Ihnen in der Wohnung hängen, eine im Schlafzimmer, eine bei Ihnen in der Handtasche oder Manteltasche, eine bei Ihrem Partner in der Brieftasche und eine bei der Nachbarin. Darauf stehen die Telefonnummern:
– der Hebamme plus Europiepser (um jederzeit erreichbar zu sein, haben freiberufliche Hebammen ein Gerät bei sich, mit dem sie angefunkt werden können, den Europiepser,)
– von ihrer Vertretung plus Europiepser
– des Arztes, der bei der Entbindung dabeisein soll
– der Arbeitsstelle Ihres Partners
– Ihrer Freundin, die bei der Geburt dabeisein soll
– der Babysitter, zu denen Sie Ihre schon vorhandenen Kinder geben wollen
– des Kreißsaals im nächsten Krankenhaus
– des nächsten Taxiunternehmens.

Wahrscheinlich werden Sie kurz vor der Geburt noch jede Menge

Fragen und Ängste bekommen. Das ist völlig normal. Je mehr Sie und Ihr Partner sich mit der Hebamme aussprechen können, um so weniger werden Sie diese Ängste bei der Geburt blockieren.

Wie vor einer mündlichen Prüfung können Sie durchspielen : Was wäre, wenn . . .? Was tun wir, wenn das Kind auf sich warten läßt und wir jeden Tag nervöser werden? Wenn die Fruchtblase vorzeitig platzt? Wenn sich der Muttermund nicht öffnen will? Wenn die Wehen wieder einschlafen? Wenn ich es vor Schmerzen glaube, nicht aushalten zu können? Wenn sich der Kopf nicht richtig im Becken einstellt? Wenn das Köpfchen nicht auf den Beckenboden rutschen will? Wenn am Ende der Geburt die Herztöne schlechter werden?

Alle diese Situationen können auch in der Hausgeburtshilfe auftreten und mit Hilfe einer erfahrenen Hebamme meistens daheim gemeistert werden. Nach diesem «Spiel» werden Sie sich beruhigt fühlen.

Schwangerenvorsorge

Bei der Hebamme

Sie können die Vorsorgen auch bei Ihrer Hebamme machen lassen. Wie läuft das ab? Ihre Hebamme wird Sie einmal im Monat – ab der 32. Schwangerschaftswoche alle 14 Tage – nach Beschwerden fragen, den Blutdruck messen, Sie wiegen, gynäkologisch untersuchen (ob der Muttermund geschlossen ist), die Herztöne des Kindes abhören und den Stand der Gebärmutter tasten. So wird auch das Wachstum und das ungefähre Gewicht des Kindes abgeschätzt. Mit Hilfe bestimmter Handgriffe kann sie fühlen, welcher Kindsteil vorausgeht und wie tief er schon im kleinen Becken «sitzt».

Sie müssen bei Ihrem Hausarzt dann noch monatlich Urin abgeben (Untersuchung auf Eiweiß, Bakterien, Blutspuren) und sich in den Finger stechen lassen (so wird der rote Blutfarbstoff bestimmt).

Zu bestimmten Screening-Blutuntersuchungen wie dem Rötelnoder Antikörper-Test müssen Sie zum Gynäkologen gehen, ebenso wie zu den beiden empfohlenen Ultraschall-Untersuchungen. Dafür haben Sie den Vorteil, daß Sie von einer Person, die Ihre Lebensumstände kennt, während der gesamten Schwangerschaft und Geburt betreut werden.

Die Ergebnisse dieser Untersuchungen sind für Ihre Hebamme sehr wichtig, da sie Ihre Gesundheit und die anzunehmende «Normalität» des Kindes dokumentieren. Sie wird Sie darin unterstützen, daß Sie ohne Komplikationen durch die Schwangerschaft gehen, weil dann wahrscheinlich auch die Geburt ohne Probleme verlaufen wird.

Sie sollten, wenn Sie zu Hause gebären wollen, möglichst keine der folgenden Symptome von Schwangerschaftskomplikationen aufweisen:

– während mehrerer Tage erhöhter Blutdruck über 140/90 mm Hg oder ein plötzlicher, über längere Zeit fortbestehender Blutdruckanstieg

– Eiweißausscheidung im Urin

– stark geschwollene Hände und Füße, wobei die Schwellungen nach der Nachtruhe nicht verschwinden

– vorzeitige Wehen

– permanentes Erbrechen.

Wenn Sie jedoch diese Zeichen als Signale sofort beachten, können Sie, wie auf S. 26 beschrieben, mit veränderter Lebensführung und Ernährungsweise wieder gesunden. Ihre Hebamme wird Ihnen sicher dabei helfen und Ihnen Ratschläge geben; wahrscheinlich auch Ihre Gynäkologin, wenn Sie bei ihr Vorsorgeuntersuchungen machen lassen. Lassen Sie sich von ihr nicht vorschnell zur Medikamenteneinnahme bewegen. Weisen Sie sie darauf hin, daß Sie weiterhin sehr an einer natürlichen Geburt interessiert sind.

Und vor allem: Wenn eins dieser Risiken bei einer Vorsorgeuntersuchung festgestellt wurde, sind Sie nicht automatisch eine «Risikoschwangere» und auf jeden Fall von der Hausgeburt ausgeschlossen. Es kommt vielmehr auf den weiteren Verlauf der Schwangerschaft an, den Sie maßgeblich mitbeeinflussen können. Je mehr Sie in sich eine hilflose, leidende Person sehen, die sich ständig ängstlich beobachtet, um so schlechter werden Sie sich fühlen.

Es gibt jedoch «Zustände», die in den Vorsorgen per Ultraschall festgestellt werden und bei denen Sie nicht zu Hausse gebären können:

– wenn die Plazenta nicht an der Hinter-oder Vorderwand der Gebärmutter, sondern vor dem Muttermund sitzt. Hier muß ein Kaiserschnitt gemacht werden. Diese Anomalie kündigt sich in der Schwangerschaft eventuell mit Blutungen an

– wenn ein Myom (gutartiges Geschwulst aus Muskelzellen) der Gebärmutter im Geburtsweg gesichtet wird

– bei Zwillingen

– wenn sich das Kind vor der Geburt in Beckenendlage (Steiß voran) befindet

– wenn bei dem Kind Mißbildungen wie Herzfehler oder fehlgebildete Organe festgestellt werden, die eine sofortige Therapie in einer Kinderklinik erfordern könnten

– wenn der Kopf des Kindes so groß ist, daß er nur mit großen Schwierigkeiten durch Ihr Becken passen würde (und diese Maße durch geburtshilfliche Handgriffe bestätigt werden).

Daher wird Ihre Hebamme darauf bestehen, daß Sie zumindest die empfohlenen Ultraschall-Untersuchungen in der 16. und in der 36. Schwangerschaftswoche durchführen lassen.

Auch bei nachgewiesenen Rhesus- oder Blutgruppen-Antikörpern dürfen Sie nicht daheim gebären, weil ein sofortiger Blutaustausch nach der Geburt erforderlich sein könnte.

Beim Gynäkologen

Es gibt noch so wenige freiberufliche Hebammen, daß vielleicht die von Ihnen ausgewählte zu weit weg wohnt, um Vorsorgen und Nachsorgen zu machen. Da sie fast ständig wegen Geburten in Rufbereitschaft ist, möchte sie, wenn sie angefunkt wird und die andere Frau auch weit entfernt wohnt, nicht unbedingt 100 bis 150 km fahren. Das ist verständlich, aber schade, denn Vorsorge, Geburt und Nachsorge gehören eigentlich in eine Hand.

Am besten erkundigen Sie sich bei Ihrer Hebamme (auch beim Frauengesundheitszentrum oder bei Pro Familia) nach einem Arzt, der auch zu Hausgeburten kommt. Mindestens 95 Prozent der Gynäkologen sind nicht bereit dazu. Da sie im Durchschnitt 10 bis 30 Jahre praktisch tätig sind, kennen sie nur die Geburtshilfe in der Klinik. Die «alten» Gynäkologen, die noch die Hausgeburts-Ära kennengelernt haben, wurden früher ja von den Hebammen nur zu Hausgeburten gerufen, bei denen etwas völlig schief lief (damals gab es sehr begrenzte Möglichkeiten, Hindernisse bei der Geburt schon während der Schwangerschaft zu erkennen, wie das heute etwa durch Ultraschall möglich ist). Und die wenigen zumeist jungen Gynäkologen, die einer Hausgeburt gegenüber nicht ablehnend eingestellt sind, müssen Kollegenschelte und Diffamierung durch die Standesorganisation fürchten («Eine Hausgeburt zu befürworten ist für einen Arzt unterlassene Hilfeleistung»). Auch sie haben kaum Gelegenheit, praktische Erfahrung bei Hausgeburten zu sammeln.

Es ist wichtig für Sie zu wissen, daß bei Ihrer Geburt kein Arzt dabeisein muß. Den Eltern wird nur die Anwesenheit einer Hebamme bei der Geburt vorgeschrieben, wenn das Kind nicht gerade ‹herausfällt› und keine Zeit mehr ist, sie zu rufen. Sie darf jedoch einen Dammriß oder -schnitt nicht nähen. Lediglich in Berlin gibt es eine Sonderregelung, daß eine Hebamme im Notfall auch nähen darf. Ansonsten müßten Sie zum Nähen ins nächste Krankenhaus fahren.

Wenn Sie aber eine bestimmte Ärztin bei der Geburt dabeihaben möchten, weil Sie ihre Anwesenheit beruhigt oder Sie sie sehr schätzen, sollten Sie sie auf jeden Fall rechtzeitig darum bitten. Auch wenn sie bei Ihnen keine Schwangerenvorsorge machen kann, wird sie Sie wenigstens einmal vor der Geburt sehen und untersuchen wollen.

Bei der Ärztin, die Ihnen von Ihrer Hebamme empfohlen wird, hätten Sie die Gewähr, daß sie Ihren Wunsch nach einer Hausgeburt in der Schwangerenvorsorge nicht dauernd angreift. Dies reicht aber nicht aus, Sie müssen auch sonst das Gefühl haben, bei ihr als Person gut aufgehoben zu sein.

Wenn Sie und die Hebamme die Geburt allein machen wollen oder die betreffende Ärztin viel zu weit weg wohnt, gehen Sie wohl besser zu Ihrer früheren Gynäkologin, mit der Sie ja wahrscheinlich bisher zufrieden waren. Falls Ihnen unklar ist, ob sie Hausgeburten befürwortet, sollten Sie Ihre Absicht ihr gegenüber vielleicht gar nicht erwähnen. Sie könnte Sie sonst bei jeder Vorsorgeuntersuchung von Ihrem Vorhaben abzubringen versuchen. Außerdem wissen Sie in der Frühschwangerschaft ja noch nicht sicher, ob Sie aus medizinischer Sicht wirklich eine Hausgeburt machen können. Wenn die Ärztin Sie auf Ihre Geburtsvorstellungen anspricht, dann betonen Sie, daß Sie eine natürliche Geburt ohne irgendwelche Medikamente und Anästhesien anstreben. Gegen Ende der Schwangerschaft sollten Sie ausdrücklich fragen, ob irgend etwas gegen eine solche natürliche Geburt spricht. Eine positive Antwort kann Sie in Ihrem Vorhaben bestätigen. Sollte die Ärztin allgemein von Unsicherheitsfaktoren und Komplikationen sprechen, die man nicht voraussehen könne, fragen Sie noch mal, ob sie sich auf etwas Konkretes bei Ihnen persönlich bezieht – meist ist das nicht der Fall.

Ab etwa der 30. Schwangerschaftswoche wird Ihre Gynäkologin Sie alle zwei Wochen untersuchen wollen und ein Cardiotokogramm

(CTG), also eine Ableitung der kindlichen Herztöne, aufzeichnen. Darin sollten sich keine Auffälligkeiten zeigen. Achten Sie darauf, daß Sie immer auf der Seite liegen, nicht auf dem Rücken, sonst wird die Sauerstoffzufuhr zum Kind behindert, und es können dadurch Streßzeichen auftreten. Es sollte Sie möglichst immer die gleiche Arzthelferin an das Gerät anschließen. Achten Sie darauf, sich zu entspannen und «in den Bauch» zu atmen. Sie werden sicher bemerken, wie sehr die CTG-Kurve Ihren Gefühlsbewegungen folgt. Wenn Sie sich akut aufregen, zeigen die meisten gesunden Kinder sofort eine beträchtliche Steigerung der Herzfrequenz.

Ist Ihr «errechneter Termin» – der den eigentlichen Zeugungstermin nicht berücksichtigt, sondern nur das Datum der letzten Periode – überschritten, drängen viele Ärzte auf eine Einleitung der Geburt. Lassen Sie sich nicht beirren: solange beim CTG und der Amnioskopie (= Fruchtwasserspiegelung) alles in Ordnung und die Fruchtblase intakt ist, brauchen Sie sich nicht zu sorgen – das Kind einer gesunden Schwangeren ‹weiß› selber, wann es reif ist. Um optimale medizinische Sicherheit zu haben, sollten Sie nach dem errechneten Termin – wenn Sie nicht wissen, daß das genaue Zeugungsdatum später war – alle zwei Tage zu diesen Untersuchungen gehen. Lassen Sie sich jedoch, wenn alles in Ordnung ist, dazu nicht ins Krankenhaus schicken: dort ist die Wahrscheinlichkeit hoch, daß die Geburt eingeleitet wird.

Wenn Sie alle Untersuchungen wahrgenommen haben und die Ergebnisse normal waren, ist es für Sie eine Beruhigung. Sie können dann das Gefühl haben, daß nach menschlichem Ermessen nichts gegen eine Hausgeburt spricht.

Die Schwangerenvorsorge beim Gynäkologen unterscheidet sich meist inhaltlich von der einer Hebamme. In der Praxis wird der medizinische Aspekt der Schwangerschaft stärker als der psychische betont. Der Arzt nimmt sich oft nicht die Zeit, über Ihre veränderte Lebensperspektive, Ihre Partnerschaft, Finanznöte, Belastungen durch schon vorhandene Kinder oder Sorgen im Beruf zu reden. Dabei ist bewiesen, daß psychosoziale Belastungen großen Einfluß auf Schwangerschaftskomplikationen wie vorzeitige Wehen, Fehlgeburt, Frühgeburt, Mangelgeburt (niedriges Geburtsgewicht), Plazentadurchblutungsstörungen und auch auf Geburtskomplikationen haben. Hebammen wissen dies meist besser, da sie sich für den Verlauf der Schwangerschaft und Geburt direkt verantwortlich fühlen und nicht, wie der Arzt, ins Krankenhaus zur Geburt überweisen (wenn dies nicht medizinisch notwendig ist). Sie kennen die Verflechtung von Kontakt, Vertrauen und niedriger Komplikationsrate aus Erfahrung.

Falls Sie also auf einen Gynäkologen treffen, bei dem Sie sich schnell abgefertigt und nicht ernst genommen fühlen, bringen Sie das zur Sprache. Antwortet er ausweichend und ändert sein Verhalten nicht, sollten Sie sich einen anderen Arzt suchen. Es ist kein Zustand, sich monatelang in einer so wichtigen Sache ärgern zu müssen. Für Ihre Hausgeburt müssen Sie gut informiert sein und sich gut betreut fühlen. Das stärkt Ihr Selbstvertrauen und fördert wiederum einen positiven Ausgang von Schwangerschaft und Geburt.

Geburtsvorbereitung

Ihren Geburtsvorbereitungskurs müssen Sie sich sehr sorgfältig aussuchen. Eine gute Geburtsvorbereitung senkt die Rate an Schwangerschafts- und Geburtskomplikationen bzw. trägt dazu bei, daß gar keine auftreten. Womöglich bietet Ihre Hebamme selbst einen Kurs an, sonst wird sie eine Geburtsvorbereiterin empfehlen können. Auch in Frauengesundheitszentren, Geburtshäusern oder Stillgruppen sind solche Adressen bekannt. Wenn Sie ein Paar kennen, das eine Hausgeburt gemacht hat, erkundigen Sie sich dort. Bedenken Sie aber, daß seine Methode vielleicht für Sie nicht die richtige sein muß.

Seien Sie beim Aussuchen Ihrer Geburtsvorbereiterin wählerisch. Eine ideale Geburtsvorbereitung sollte individuell dem Paar angepaßt sein, Ihre Lebenssituation, Ihre Persönlichkeit, die Wahl Ihrer Geburtsmethode und Ihre Vorstellungen vom Leben mit dem Baby berücksichtigen. Einer der Schwerpunkte sollte darauf liegen, daß Sie Körpergefühl besonders für den Beckenbereich entwickeln und lernen, Ihrem Körper zu vertrauen. Ihr Partner soll dazu befähigt werden, Sie dabei praktisch zu unterstützen und zu ermutigen. Fragen Sie daher die Kursleiterinnen, was sie genau vermitteln wollen – bestimmt werden einige dabei gleich ausscheiden.

Nur wenige Kurse von herkömmlichen Institutionen gehen auf eine Hausgeburt ein. Sie vermitteln eher schematisiertes Wissen über die Krankenhaus-Standardgeburt und wie frau am besten damit zurechtkommt. Das hilft Ihnen bei der Hausgeburts-Vorbereitung wenig, Sie werden in der Gruppe wegen Ihres Wunsches womöglich kritisiert und verunsichert.

Daher ist es besser, Sie treffen sich als Paar dreimal mit einer Geburtsvorbereiterin etwa eines weiter entfernten Frauenzentrums, die Ihren Wunsch unterstützt und Sie auch für eine selbstbestimmte Geburt vorbereitet, als daß Sie zehnmal zu einem Kurs im Heimatort gehen, der Ihnen für Ihre Geburt nichts bringt.

Lassen Sie sich über die Kosten eine Quittung ausstellen: 108 DM zahlt die Krankenkasse für Geburtsvorbereitung, wenn Sie eine Bescheinigung des Gynäkologen beifügen. In bestimmten Fällen kann auch die Fahrt zu der Geburtsvorbereitung steuerlich geltend gemacht werden.

Sehr wichtig für eine Hausgeburt ist die Dammvorbereitung. Der Druck des Kopfes auf den Beckenboden und sein Durchtreten durch die Scheide ist für Erstgebärende, die unvorbereitet sind, oft ein Schock, da sie dieses Gefühl der Dehnung (wird als Prickeln oder Brennen empfunden) sich vorher nicht vorstellen konnten. Dazu kommt in der Geburtssituation noch Erschöpfung und Anspannung. Das erschwert das Loslassen des Kindes und kann zu Verletzungen im Genitalbereich führen.

Sie können aber ein Gefühl für diese Dammdehnung entwickeln, wenn Sie in der zweiten Schwangerschaftshälfte regelmäßig nach dem Duschen erst mit zwei, später mit drei Fingern den Damm in Richtung After dehnen. Dazu müssen Sie sich später wegen des Bauches wahrscheinlich hinknien oder -hocken. Die Dehnung soll jeweils etwa ein bis zwei Minuten dauern (wie die Wehen in der Austreibungsphase). Wenn es anfängt, weh zu tun, versuchen Sie Ihren Beckenboden trotzdem zu entspannen und loszulassen. Atmen Sie mit leicht geöffnetem Mund zum Schmerz hin.

Massieren Sie den Damm davor und danach mit Cuprum metallicum 0,4%. Diese Salbe können Sie in Apotheken rezeptfrei kaufen (70-Gramm-Tube etwa 11 DM). Der Wirkstoff macht das Gewebe geschmeidig und erhöht die Reißfestigkeit. Auch warme Bäder und Saunagänge erhöhen die Dehnbarkeit des Dammes.

Diese Vorbereitung ist besonders wichtig, wenn Sie bei einer früheren Geburt einen Dammschnitt oder -riß hatten. Machen Sie nicht den Fehler, sich irgendein Buch über Geburtsvorbereitung zu kaufen, es zu lesen und zu glauben, damit wären Sie optimal vorbereitet. Die Geburt ist auch ein seelisches und soziales Geschehen. Psychische Verkrampfungen und versteckte Ängste können den Geburtsvorgang wirkungsvoller behindern als verspannte Muskeln. Je mehr Sie Ihre

Ängste an die Oberfläche lassen können, um so besser ist es für die Geburt. Sprechen Sie mit Ihrer Geburtsvorbereiterin und Ihrer Hebamme darüber. Es ist normal, zeitweilig Todesangst vor der Geburt zu haben; Angst zu zerreißen, bei der Geburt völlig die Kontrolle über sich zu verlieren, die Schmerzen nicht ertragen zu können oder zu glauben, daß dem Kind etwas passiert. Diese Menge an Befürchtungen entsprechen dem riesigen «inneren Wachstumsschub», den Sie vollziehen. Sie sollten also eher stolz darauf sein.

Übrigens: es ist auch Geburtsvorbereitung, wenn Sie mit Ihrem Partner bei einem Glas Wein die Zukunft besprechen; mit Ihrer Freundin einen Waldspaziergang machen oder mit Ihrer Hebamme bei einem guten Essen sitzen!

Argumente für Nachbarn, Freunde, Kollegen, Großeltern

Je mehr Kontakte Sie haben, um so häufiger werden Sie gefragt: Wo entbinden Sie denn? Besonders dann, wenn Sie in einem Betrieb arbeiten, wo schon eine oder mehrere Schwangere sind, spielt das Thema Geburt und die Zeit danach verständlicherweise die erste Rolle. Wie Sie sich verhalten, hängt vom «Betriebsklima», dem Wissensstand und der Toleranz der Kolleginnen ab. Sind sie sehr konservativ, verschweigen Sie besser Ihren Wunsch nach einer Geburt in den eigenen vier Wänden und sagen, daß Sie alles auf sich zukommen lassen und sich erst in den letzten Wochen für eine bestimmte Klinik entscheiden. In diesen letzten Wochen sind Sie durch den Mutterschutz die Kollegenfragen los.

Aufgeschlosseneren Kolleginnen könnten Sie etwa folgendes sagen: «Wenn meine Schwangerschaft weiterhin normal verläuft, möchte ich am liebsten zu Hause gebären. Es ist wissenschaftlich bewiesen, daß hierbei für gesunde Schwangere die Komplikationsrate geringer ist als bei einer Klinikgeburt. Das größte Risiko für das Kind unter der Geburt ist heutzutage die Beeinflussung durch Schmerzmittel, Anästhetika und Wehenmittel. Diese werden bei einer Hausgeburt nicht eingesetzt. Meine Hebamme wird während der ganzen Geburt nur für mich dasein. Mein Frauenarzt ist in Rufbereitschaft. Nach der Geburt wird die Hebamme das Baby untersuchen, und nach einigen Tagen kommt dazu der Kinderarzt zu uns ins Haus. Das Wochenbett kann ich mir gestalten, wie ich will. Die ersten drei Wochen hat sich mein Partner freigenommen, um für uns drei zu sorgen.»

Hier noch eine Liste von häufig auftretenden Fragen und möglichen Antworten. Sie faßt gleichzeitig das zusammen, was ich in Kapitel 5 z. T. detaillierter und medizinisch genauer beschreibe:

«Man liest aber soviel von Komplikationen bei Hausgeburten! Haben Sie nie davon gehört?»

Die meisten Geburtskomplikationen sind durch eine regelmäßige Schwangerenvorsorge erkennbar. Wenn ich gesund bin und das Kind nach Tastbefund und Ultraschallmessungen normal groß ist und richtig im Becken eingestellt, ist von einer normalen Geburt auszugehen, für die ich das Krankenhaus nicht brauche. Hausgeburten, die schlecht ausgingen, wurden bei Frauen festgestellt, die keine Vorsorgen wahrnahmen und wo Mutter und Kind in einem unerkannten, sehr schlechten Gesundheitszustand waren. In der Klinik wären diese Frauen auch einem stark erhöhten Risiko ausgesetzt. Meine Hebamme wäre gar nicht bereit, zu einer Hausgeburt zu kommen, wenn das bei uns der Fall wäre. Auch etwa bei einer Steißlage oder falsch sitzender Plazenta würde sie mich an die Klinik verweisen.

«Es gibt aber Komplikationen, die sich nicht voraussehen lassen!»

Ja, das gibt es aber in der Klinik auch. Daheim ist die Chance, daß etwa eine Verschlechterung der Herztöne oder ein Nabelschnurvorfall gleich erkannt werden, sogar größer, da sich die Hebamme und der Arzt nur um mich kümmern und nicht zwischen mehreren Gebärenden hin und her springen. Und wenn ein Kaiserschnitt notwendig wäre, dauert es etwa 30 Minuten, bis wir im Operationssaal des Krankenhauses sind. Diese Zeit dauert die Entscheidung für den Kaiserschnitt und der Transport vom Kreißsaal in den Operationssaal in den meisten Kliniken auch.

«Wollen Sie auf die moderne Herzton-Überwachung verzichten?»

Auf die Dauer-Überwachung mit Verkabelung und erst recht auf eine Kopfschwartenelektrode für das Baby schon. Meine Hebamme hört aber in kurzen Abständen die Herztöne mit einem Ultraschallgerät (oder: Stethoskop) ab. Weil sie darin geübt ist, kann sie Veränderungen genausogut beurteilen wie mit einem CTG. Und ich muß keine Angst haben, daß der Wehenschreiber «spinnt», alles in falsche

Aufregung gerät und bei mir ein unnötiger Kaiserschnitt gemacht wird. Sie haben vielleicht gelesen, daß nur in jedem vierten Fall, bei dem aufgrund des CTGs ein Kaiserschnitt gemacht wurde, dieser sich später als notwendig erwies. Und der Kaiserschnitt birgt immer noch viel mehr Risiken für Mutter und Kind in sich als eine normale Geburt.

«Wenn nach der Geburt mit dem Kind etwas ist? Wie könnten Sie sich das jemals verzeihen?»
Wenn Babys Atemschwierigkeiten haben, liegt das meist an Schmerz- und Beruhigungsmitteln, die ihre Mütter während der Geburt bekommen haben. Diese Medikamente können bis zu einer Woche die Atmung, Wachheit und das Trinkverhalten des Kindes beeinflussen. Daher sind Atemstörungen bei einer Hausgeburt eher ein Ausnahmefall. Frühgeburten und Kinder mit zu niedrigem Geburtsgewicht haben die meisten Probleme nach der Geburt. Das wird auf mein Baby nicht zutreffen, sonst muß es im Krankenhaus geboren werden. Und ich versuche ja, durch gesunde Lebensweise und Ernährung und eben die natürliche Geburt ohne künstliche Einflüsse das Bestmögliche für mein Baby zu tun. Unter diesen Voraussetzungen ist die Chance, daß das Kind stirbt oder eine andauernde schwere Behinderung hat, äußerst gering. Wenn Sie Auto fahren, rechnen Sie ja auch nicht damit, einen schweren Unfall zu haben – obwohl das viel wahrscheinlicher ist.»

«Das hört sich ja an wie im Mittelalter! Sie sind schön dumm, daß Sie sich soviel Arbeit mit dem Kinderkriegen machen – alles bereitlegen, Instrumente auskochen, Schmutzwäsche –, und im Krankenhaus kriegen Sie alles gemacht.»
Ist gar nicht so schlimm. Wäsche bereitlegen müssen Sie fürs Baby auch, wenn Sie in die Klinik gehen. Die Hebamme bringt alle Instrumente, die sie braucht, in steriler Verpackung mit. Zu kaufen brauchen wir bloß einige Molton-Unterlagen, sechs Stück etwa zehn DM. Laken, Handtücher und Müllbeutel haben wir ja sowieso genug. Natürlich gibt's viel zu waschen, aber das ist uns die Sache wert.

«Meinen Sie nicht, Sie sind nach der Geburt völlig fertig und froh, daß das Kind ins Kinderzimmer kommt? Und daß Sie die ersten Nächte durchschlafen können?»
Nein, daß glaube ich nicht. Die Natur hat es so eingerichtet, daß bei

der Geburt soviel natürliche körpereigene Schmerzmittel produziert werden, daß die Mutter nach der Geburt richtig «high» ist und das Kind hellwach. Die ersten Stunden eines neuen Menschen sind viel zu kostbar, um sie zu verschlafen. Wahrscheinlich fühle ich mich körperlich kaputt, aber ich muß ja keine Treppen putzen. Und daß das Kind nicht in ein «Kinderzimmer» kommt, finde ich das einzig Richtige. Ich möchte es an die Brust legen, wann immer es das will. In der Klinik hätte ich auch nicht die Gewähr, daß es nicht zugefüttert wird.

«So, wie Sie das darstellen, ist Hausgeburt ja die beste Art zu gebären. Warum machen das denn so wenige Frauen?»

Weil interessierte Frauen von Gynäkologen und Klinikhebammen abgeschreckt werden, die es zum Teil nicht besser wissen. Sie haben gelernt, Schwangerenvorsorge und Geburt nur unter rein medizinischen Aspekten zu sehen. Die Schwangere wird von ihnen «entbunden», von einem krankhaften Zustand befreit. Daß ja die Frau die Gebärende ist, daß sie darüber bestimmen sollte, wie sie das Kind bekommt, und alle anderen wirklich nur Geburts«helfer» sind, ist völlig in Vergessenheit geraten. Ebenso gerät es in Vergessenheit, daß selbst im Krankenhaus – wo die meisten Geburten keinesfalls natürlich, d. h. unbeeinflußt, verlaufen – etwa 80 Prozent der Frauen eine komplikationslose Geburt haben. Und zu Hause gibt es bei gesunden Frauen, die eine gute Schwangerenvorsorge hatten, noch weniger Komplikationen. Das «große Risiko», vor dem die Gynäkologen warnen, existiert nicht – aber das wissen die wenigsten.

Außerdem gibt es viel zuwenig freiberufliche Hebammen, die oft schon überlastet sind. Ärzte, die zu Hausgeburten kommen, kann frau mit der Lupe suchen. Sie müssen sich alles selbst organisieren: Hebamme (eventuell für die Nachsorge noch eine zweite), Arzt, Kinderarzt für die Untersuchung U 2, eine gute Geburtsvorbereiterin, eine Haushaltshilfe. Das schreckt wiederum viele Schwangere ab. Eine wichtige Rolle spielt der Partner. Ist er dagegen, macht er es der Frau praktisch unmöglich, denn seine Mithilfe ist notwendig.

«Ist das nicht total unhygienisch, in einer normalen Wohnung zu gebären? Denken Sie mal, wie oft es früher Kindbettfieber gab! Wie viele Mütter daran gestorben sind!»

Moment mal, da müssen Sie die Zeiten unterscheiden. Sicher gab es früher auch nach Hausgeburten Infektionen, weil das hygienische

Verständnis, die Wohnverhältnisse und die sanitären Einrichtungen ja gar nicht mit denen unserer Zeit vergleichbar waren. Die Hoch-Zeit des Kindbettfiebers begann jedoch erst, als Ende des 18. Jahrhunderts Schwangere aus den unteren sozialen Schichten zuhauf in die neu-gegründeten Kliniken gelockt wurden. Dort dienten sie Ärzten und den Hebammen, die von Ärzten ausgebildet wurden, als «Versuchs-objekte». Mindestens eine halbe Million Frauen fielen dort dieser vermeidbaren Infektion zum Opfer (Vogt-Hägerbäumer 1977, S. 61). Dieses Bild änderte sich erst im 20. Jahrhundert durch Hygiene, Desinfektion und Antibiotika. Aber heute noch kommen Infektionen bei und nach der Geburt in den Kliniken sehr häufig vor, besonders in Unikliniken und Lehrkrankenhäusern. Sie müssen sich mal vorstellen, wie oft eine Erstgebärende, wenn sie Pech hat, in einem Lehr-krankenhaus untersucht wird: von Hebammen und -schülerinnen aus zwei bis drei Schichten, Ärzten, Oberarzt und Studenten. Und die bleiben ja alle nicht nur bei dieser Frau, sondern untersuchen wieder-um weitere Frauen oder beschäftigen sich auf der Station. Jedesmal findet eine Keimstreuung statt. Die Hygiene wird heute in Kliniken nicht mehr so groß geschrieben, da hochwirksame Antibiotika zur Verfügung stehen (s. S. 93). Dagegen untersucht meine Hebamme daheim nur mich. Zur Untersuchung und natürlich beim Herausheben des Kindes zieht sie stets neue sterile Einmalhandschuhe an. Und da ich mein Kind stillen werde, bekommt es meine Antikörper mit der Milch und ist gegen unsere Hausbakterien gefeit.

Organisation der «Zeit danach»

Dieses Hindernis kennen vor allen Dingen Frauen, die schon eine Hausgeburt gemacht und kleine Kinder haben. Möglichst frühzeitige Organisation ist hier alles.

Gehen Sie davon aus, daß Sie in der ersten Zeit nach der Geburt völlig mit dem Neugeborenen – besonders wenn Sie es voll stillen wollen – beschäftigt sind, rund um die Uhr, Tag und Nacht. Und daß Ihr erstes/zweites Kind auch Zuwendung von Ihnen will (das Problem wächst mit wachsender Kinderzahl). Wenn Sie schon eine Familie sind, sollte der Partner nach einer Hausgeburt drei bis vier Wochen zu Hause sein und sich besonders lieb um ältere Kinder kümmern. Wenn er dann noch in den ersten Tagen das Neugeborene wickelt und badet, mittags und abends ein Fertiggericht auf den Tisch stellt und die Waschmaschine bedient, ist das schon eine gute Leistung. Dazu kommen die nächtlichen Störungen durch das Neugeborene, das trinken und gewickelt werden will.

Sehr wichtig: Wer macht die Wäsche? Bei einer Hausgeburt fällt jede Menge Wäsche an. Ein vorzeitiger Blasensprung im Bett füllt allein zwei bis zwei Waschmaschinen. Dazu kommt der Bezug vom Geburtsbett, Kissen, Handtücher, Nachthemden etc. Ferner produziert gerade das voll gestillte Baby viel Schmutzwäsche mit seinem flüssigen, goldgelben Stuhl, auch wenn Sie Wegwerfwindeln benutzen.

Schaffen Sie sich einen Waschmittelvorat an, und machen Sie möglichst auch ältere Kinder mit der Bedienung der Waschmaschine vertraut. Trotz Bedenken wegen der Energieaufwendung plädiere ich für einen Wäschetrockner. Dank ihm wird die Kinderwäsche und -kleidung nicht nur trocken, sondern so glatt und weich, daß Sie sich das Bügeln sparen können. Ohne dieses Gerät würde ich jedenfalls mit Baby und Kleinkindern meines Lebens nicht mehr froh.

Das Auffüllprinzip gilt auch für Nahrungsmittel. Besetzen Sie Tiefkühlfach und Regale mit Nahrungsmitteln, die auch die älteren Kinder gerne essen. Kontaktieren Sie schon in der Schwangerschaft eine Firma, die Lebensmittel und Getränke per Bestellung ins Haus bringt.

Wenn Sie schon Kleinkinder haben und es irgendwie finanziell möglich ist, sollten Sie für die ersten Wochen eine Haushaltshilfe nehmen. Die meisten Krankenkassen zahlen eine Haushaltshilfe nur für maximal fünf Tage (Dauer Ihres Krankenhaus-Aufenthalts, wenn Sie in die Klinik gegangen wären) mit einem Tagessatz von 78 DM. Sie müssen die von der Hilfe unterschriebenen Quittungen der Krankenkasse vorlegen und bekommen etwas später das Geld überwiesen. Verwandte erhalten diesen Tagessatz nicht, aber vielleicht können Sie sich ja anders arrangieren. Wenn Sie niemanden kennen, der Ihnen für einige Zeit im Haushalt helfen würde, machen Sie einen Aushang im Supermarkt oder annoncieren Sie im Regionalblatt. Wohnen Sie in einer Universitätsstadt, können Sie sich an die studentische Arbeitsvermittlung auf dem Campus wenden. Dieses Vorhaben ist natürlich besonders erfolgreich, wenn Sie Ihr Baby in den Semesterferien (Ende Juli bis Ende September und Mitte Februar bis Ende März) erwarten.

Eventuell gibt es in Ihrer Stadt Mütterzentren, die «Notmütter» anbieten. Ich selbst habe damit keine gute Erfahrung gemacht. Ein

Zentrum wollte im voraus den genauen Geburtstermin wissen, den ich natürlich nicht sagen konnte, da ich nicht vorhatte, die Geburt wegen der Notmutter einleiten zu lassen (nur dann steht der Termin ja wirklich fest). Wir machten nun am errechneten Geburtstermin den Arbeitsanfang aus, mußten uns aber anhören, daß, wenn die Dame dann nicht mit der Arbeit beginnen könnte, sie anderswohin vermittelt würde. Ein anderes Zentrum hatte für den Zeitraum zwar Kräfte zur Verfügung; es handelte sich jedoch um Mütter mit kleinen Kindern, die erstens nur stundenweise arbeiten konnten und zweitens ihre Kinder mitbringen müßten. Das kam für uns mit einem großen Haushalt und bald drei Kindern unter drei Jahren natürlich auch nicht in Frage. Wieder andere Zentren erklärten sich auf Monate ausgebucht. Vielleicht machen Sie in Ihrer Ortschaft jedoch bessere Erfahrungen.

Die Notmutter oder Haushaltshilfe ist natürlich sehr teuer. Es gibt fast niemanden mehr, der unter zehn DM netto die Stunde arbeitet, das sind mindestens 80 DM am Tag. Die meisten Krankenkassen übernehmen, wie oben erwähnt, nur fünfmal 78 DM. Auch hier sind die Besserverdienenden seit 1990 wieder zusätzlich im Vorteil, denn sie können eine Haushaltshilfe, die ganztags und sozialversichert bei ihnen beschäftigt ist, steuerlich absetzen. Glücklich diejenigen, die Eltern, Geschwister oder Verwandte am Ort haben, die zu helfen bereit sind.

Bei schon mindestens einem Kleinkind müssen Sie sich rechtzeitig einen Babysitter suchen, der in der Woche des errechneten Geburtstermins und möglichst noch längere Zeit danach sicher verfügbar ist – wenn Großeltern oder andere Verwandte nicht in der Nähe sind. Es sollte eine Person sein, die Sie rund um die Uhr erreichen können. Die Babysitterin sollte Ihre Einstellung zur Hausgeburt zumindest tolerieren, besser wäre natürlich unterstützen. Sie muß sich in Ihrem Haushalt so gut auskennen, daß sie selbständig, ohne Sie zu stören, Ihrem Kind Mahlzeiten zubereiten und es versorgen kann.

Die ersten vier Wochen sind die schlimmsten, bei mehreren Kleinkindern können sie zum Verzweifeln sein, weil man nun Tag und Nacht keine Ruhe findet. Wenn Sie in der Situation sind, versuchen Sie trotz aller Müdigkeit, mit allen Kindern einen geordneten Tagesablauf einzuhalten. Viele Neugeborene schlafen sich ja die erste Woche nur aus, rund um die Uhr. Danach sollten Sie möglichst alle Kinder morgens aufnehmen, bis mittags wachzuhalten suchen und dann zum Mittagsschlaf legen. So können Sie sich etwas Ruhe sichern, bevor es

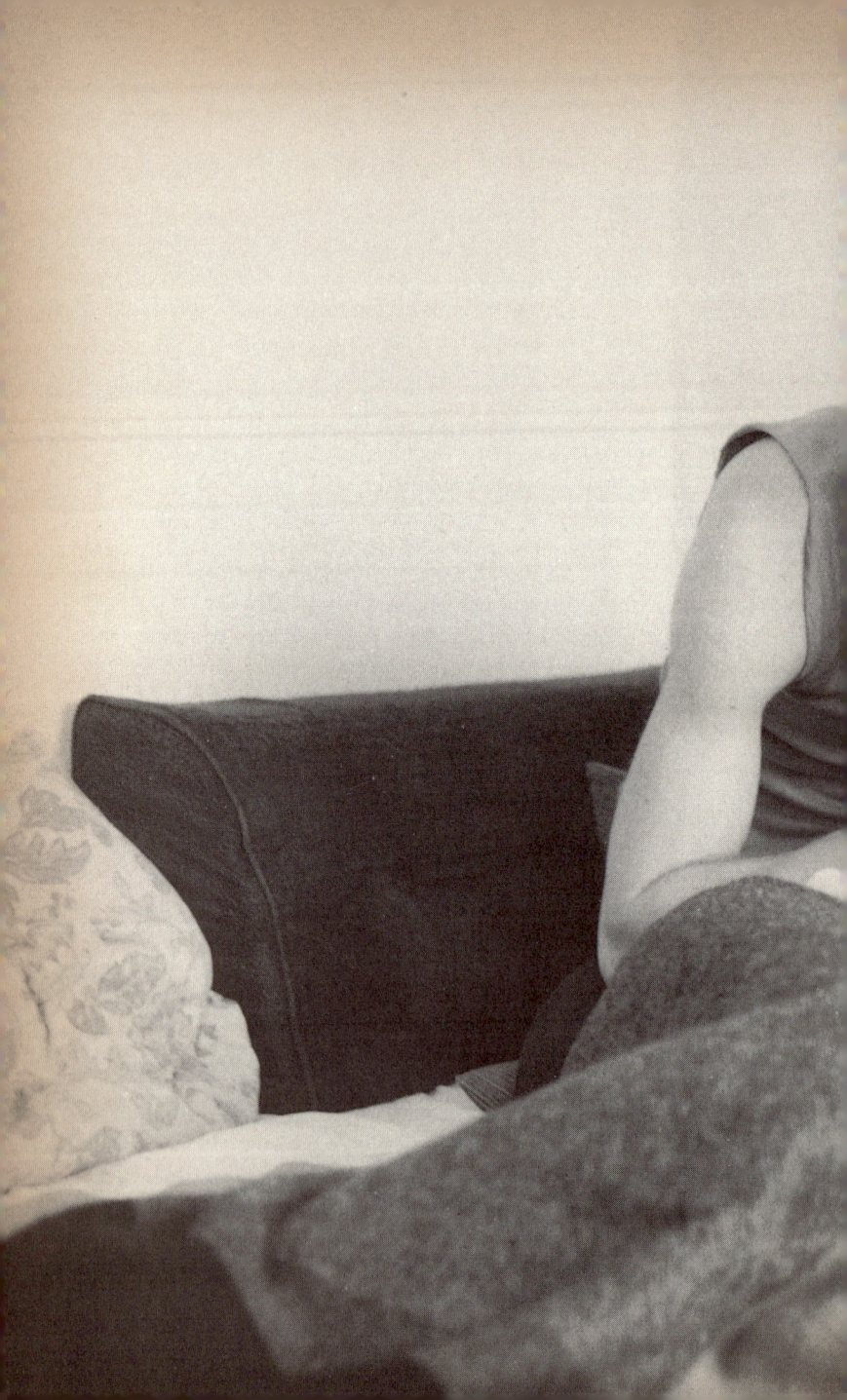

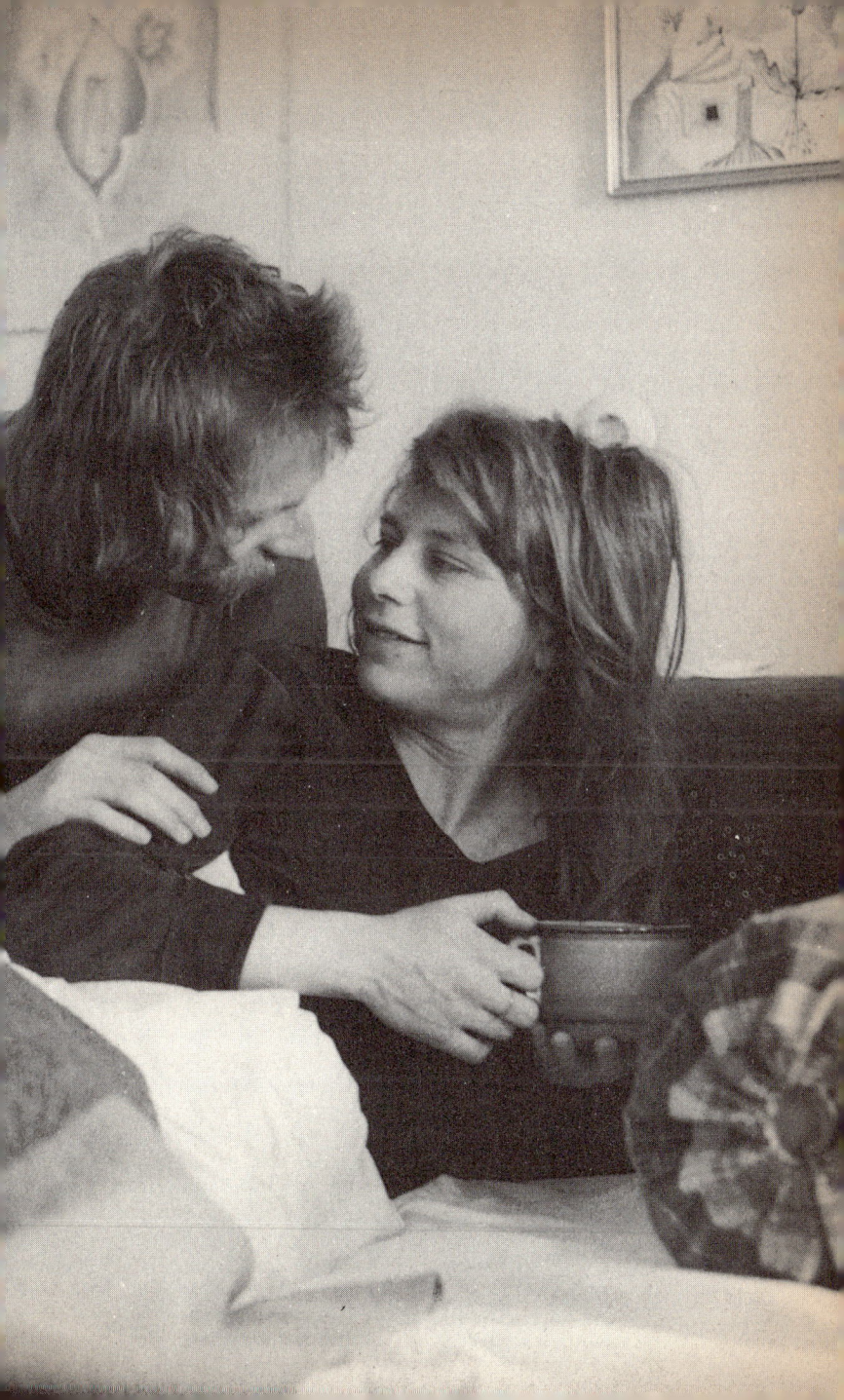

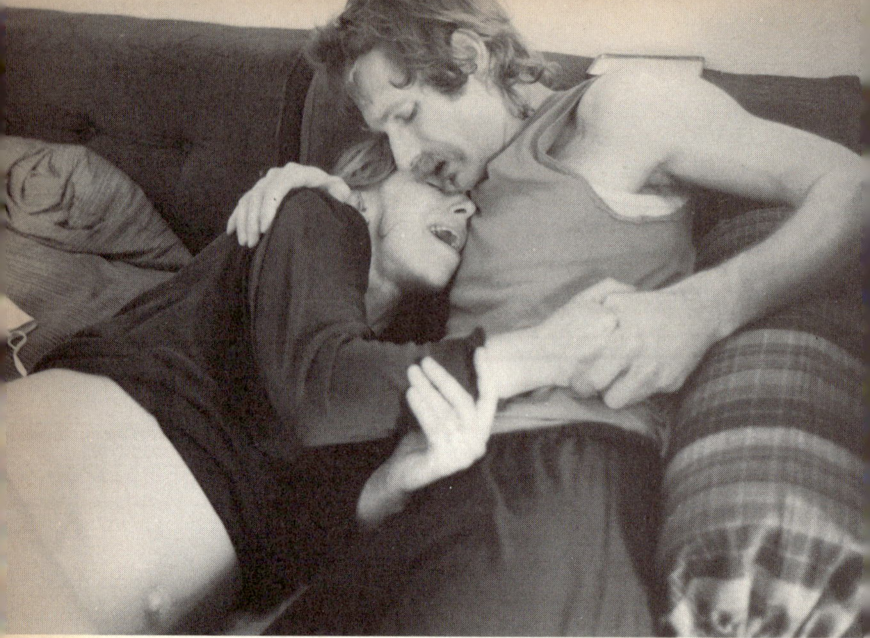

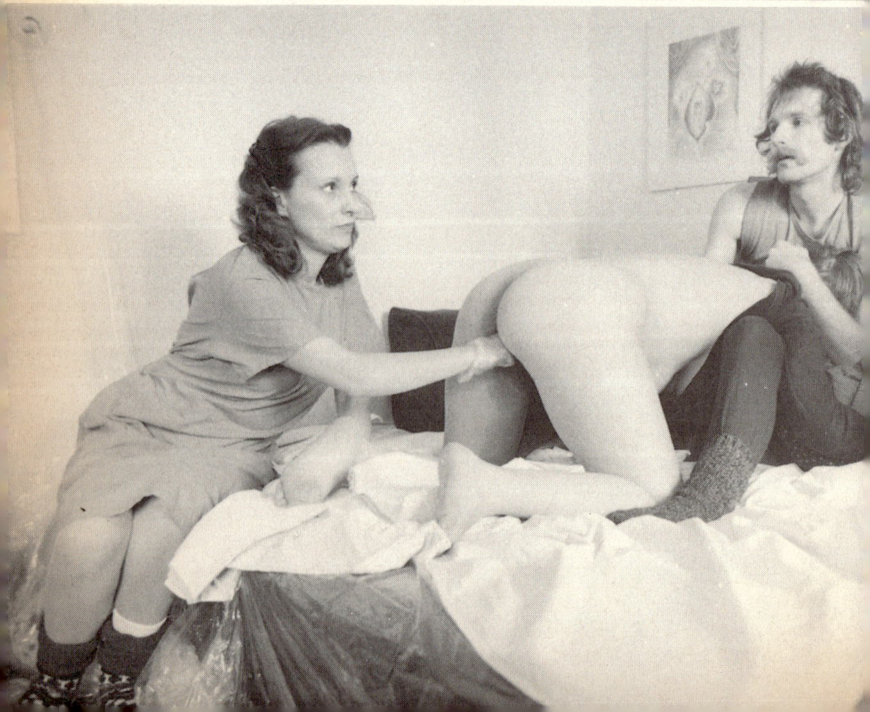

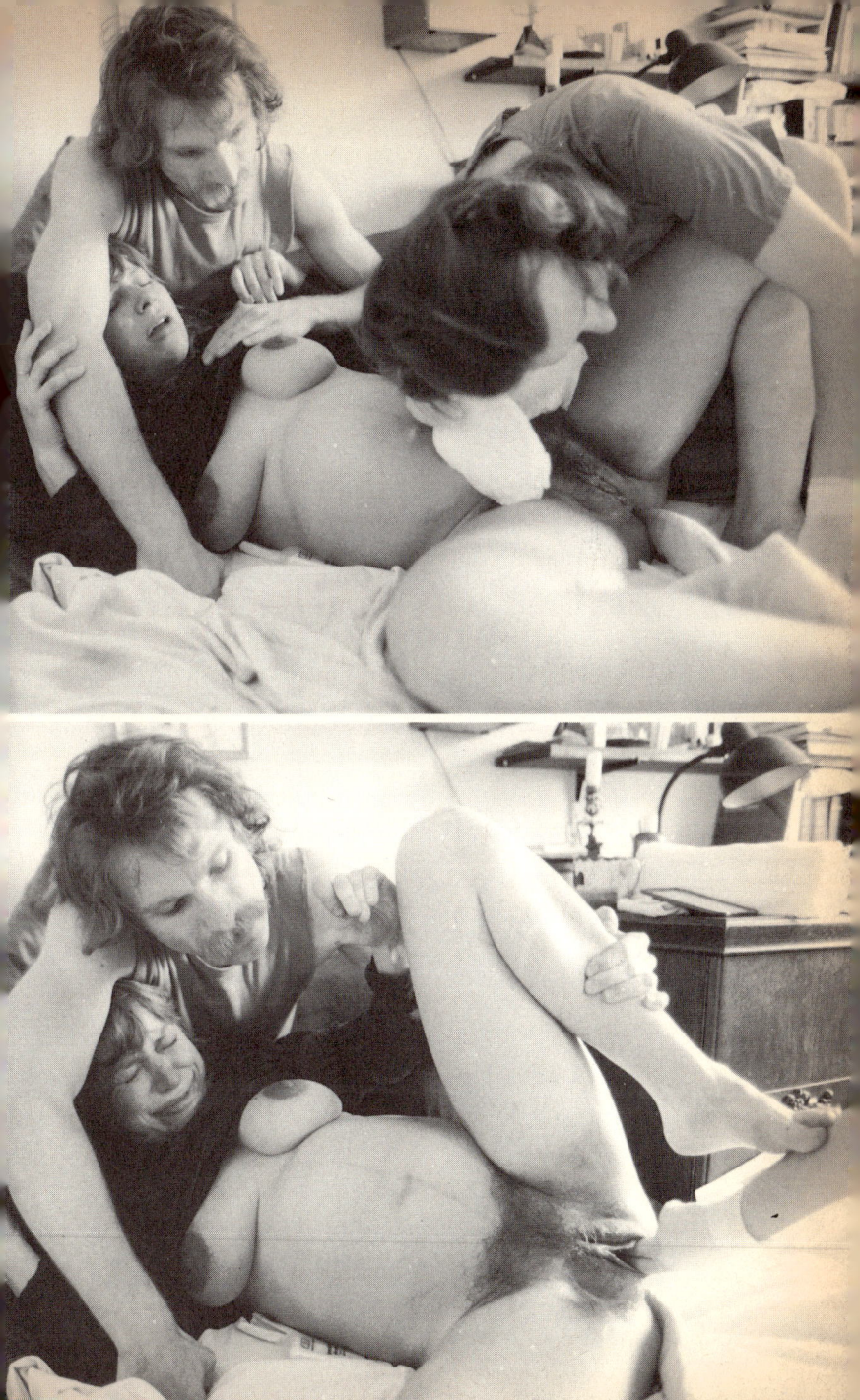

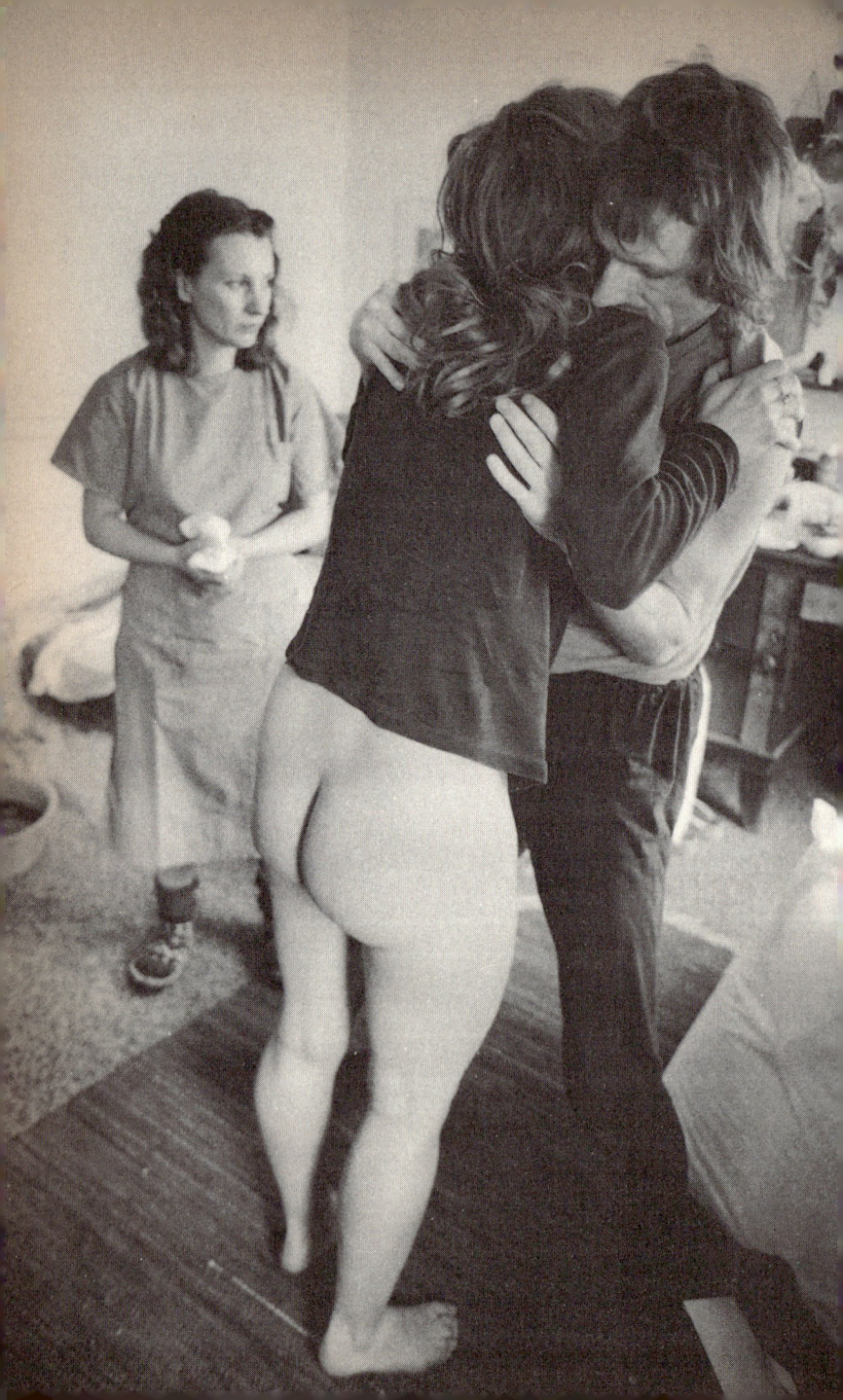

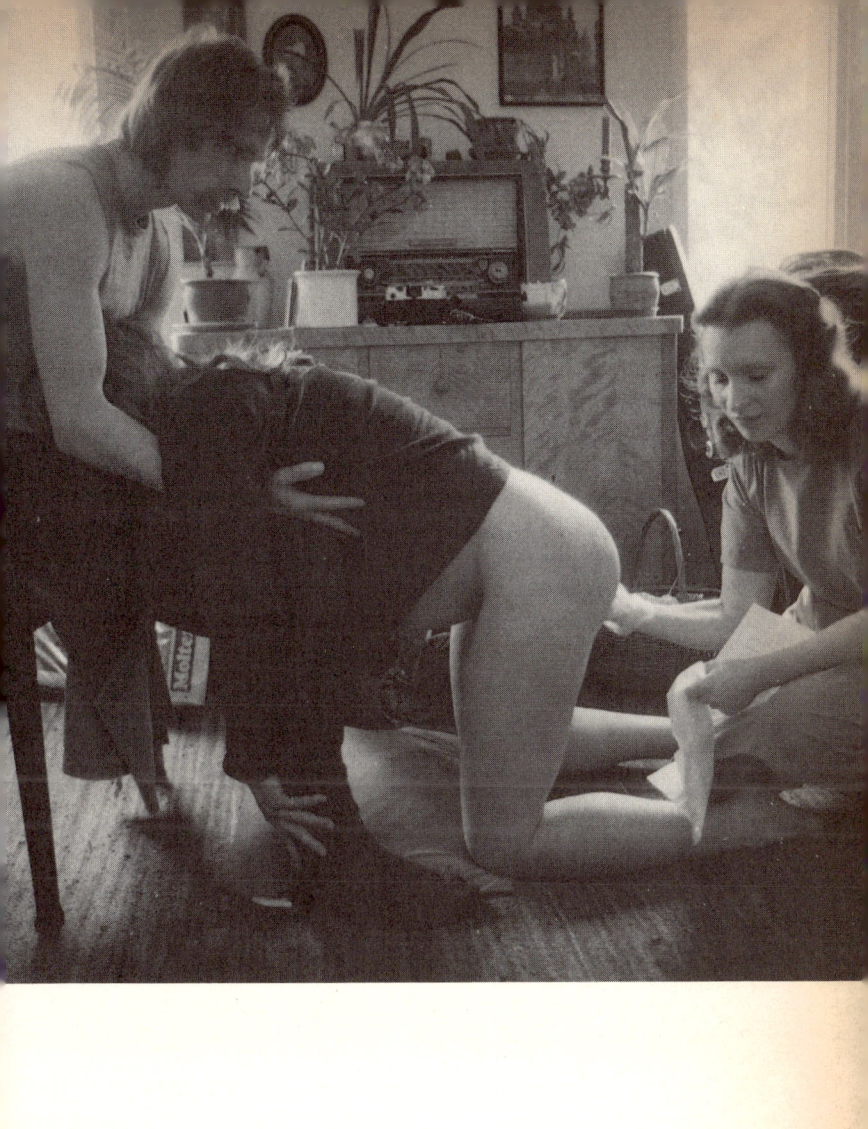

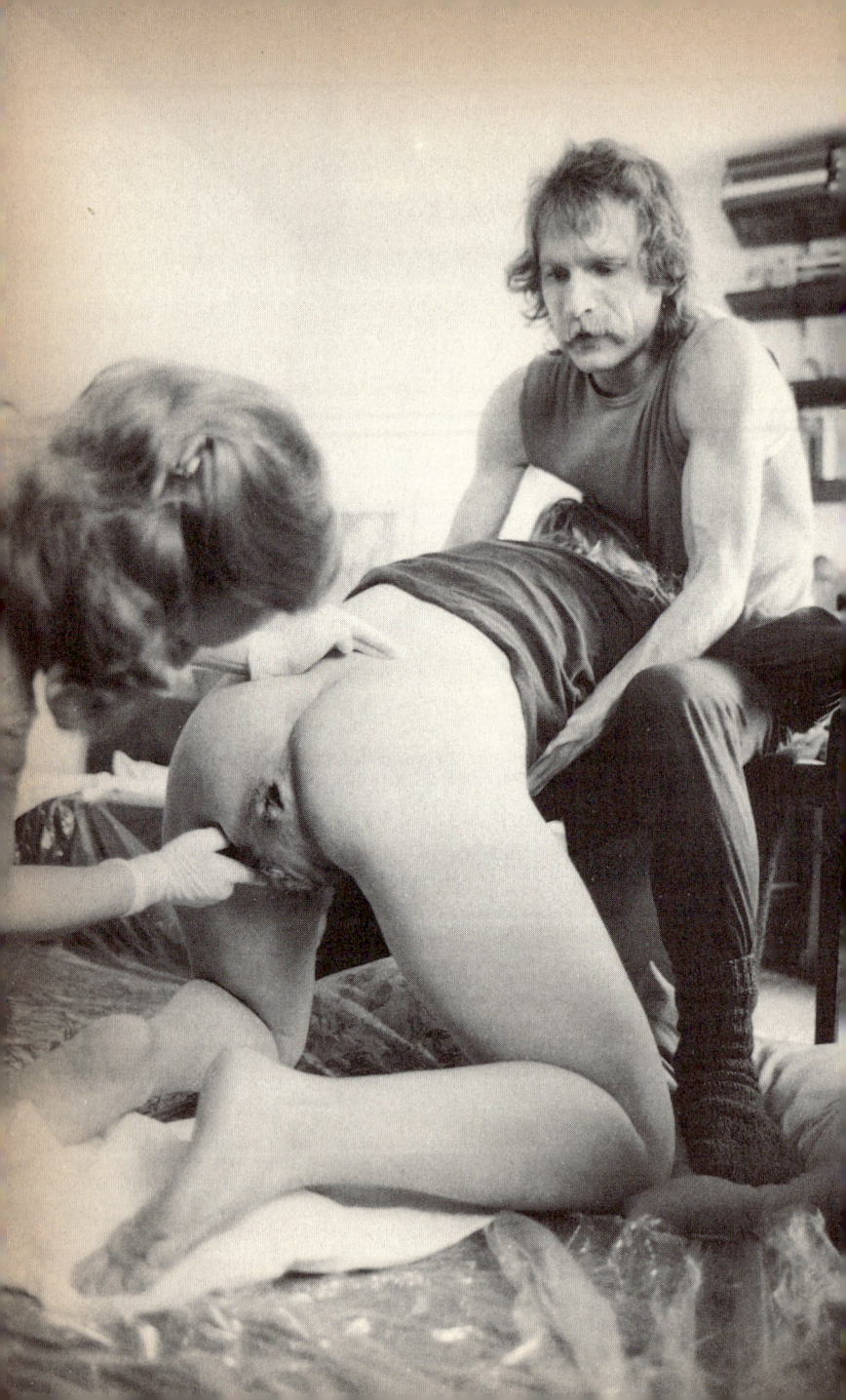

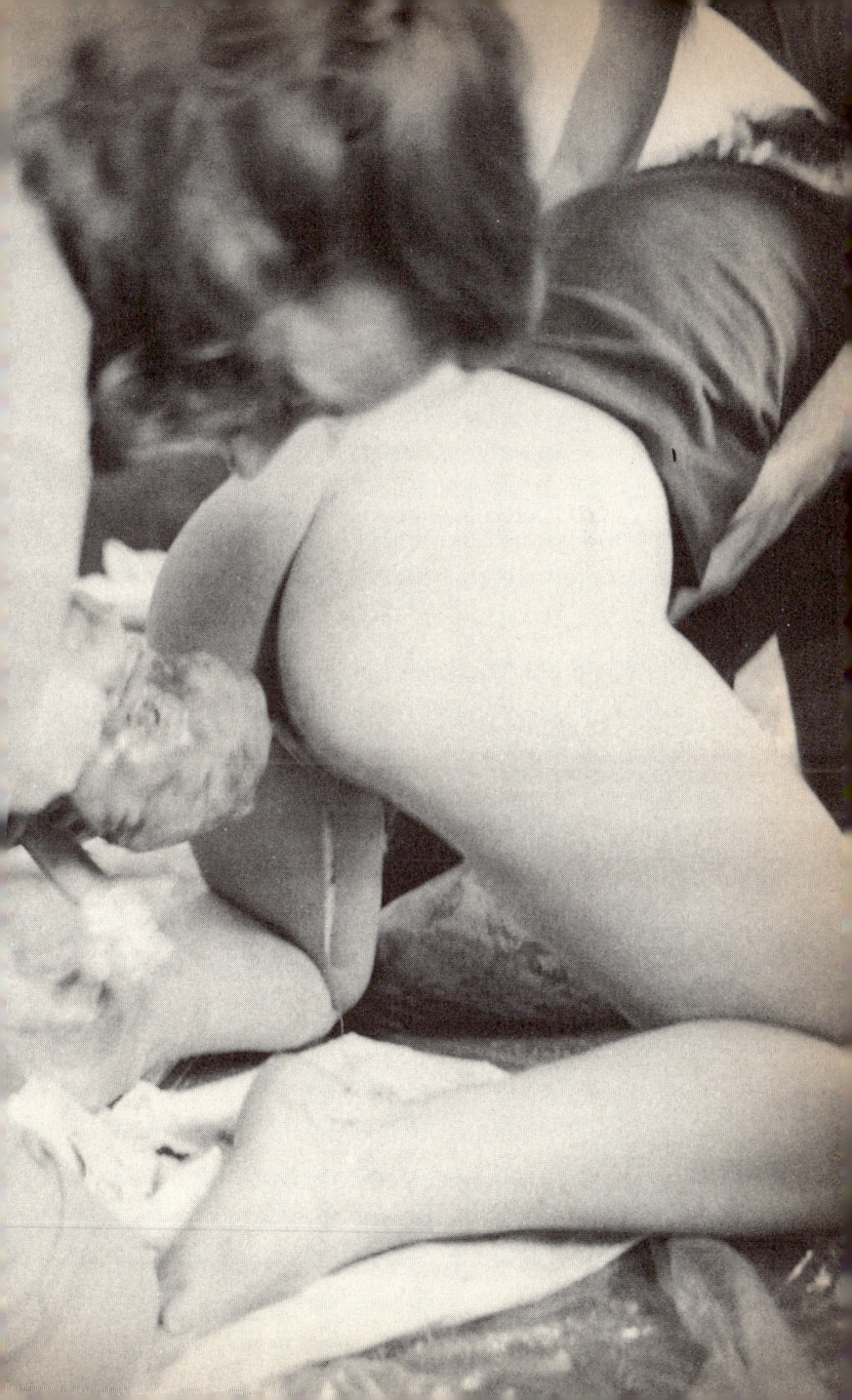

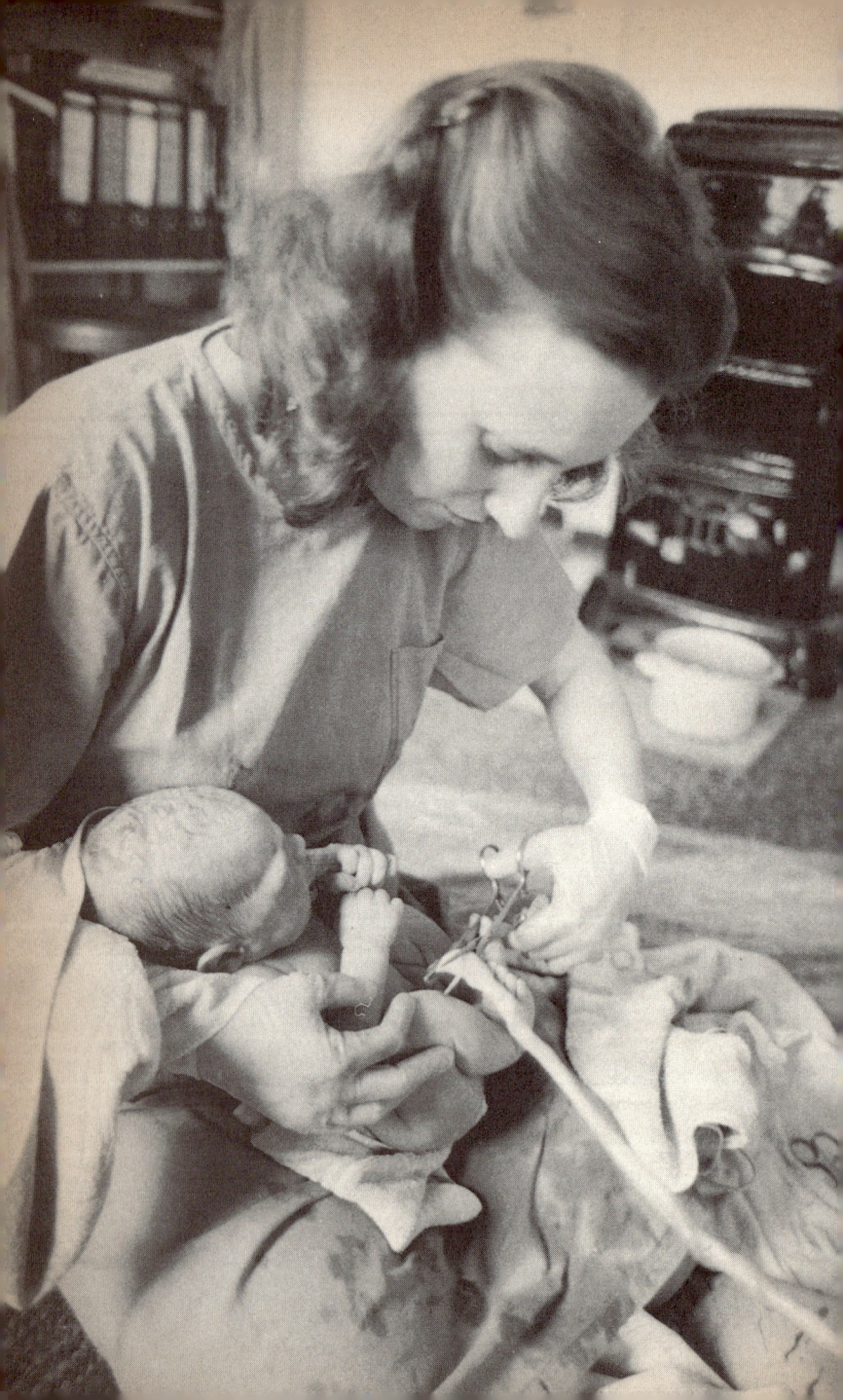

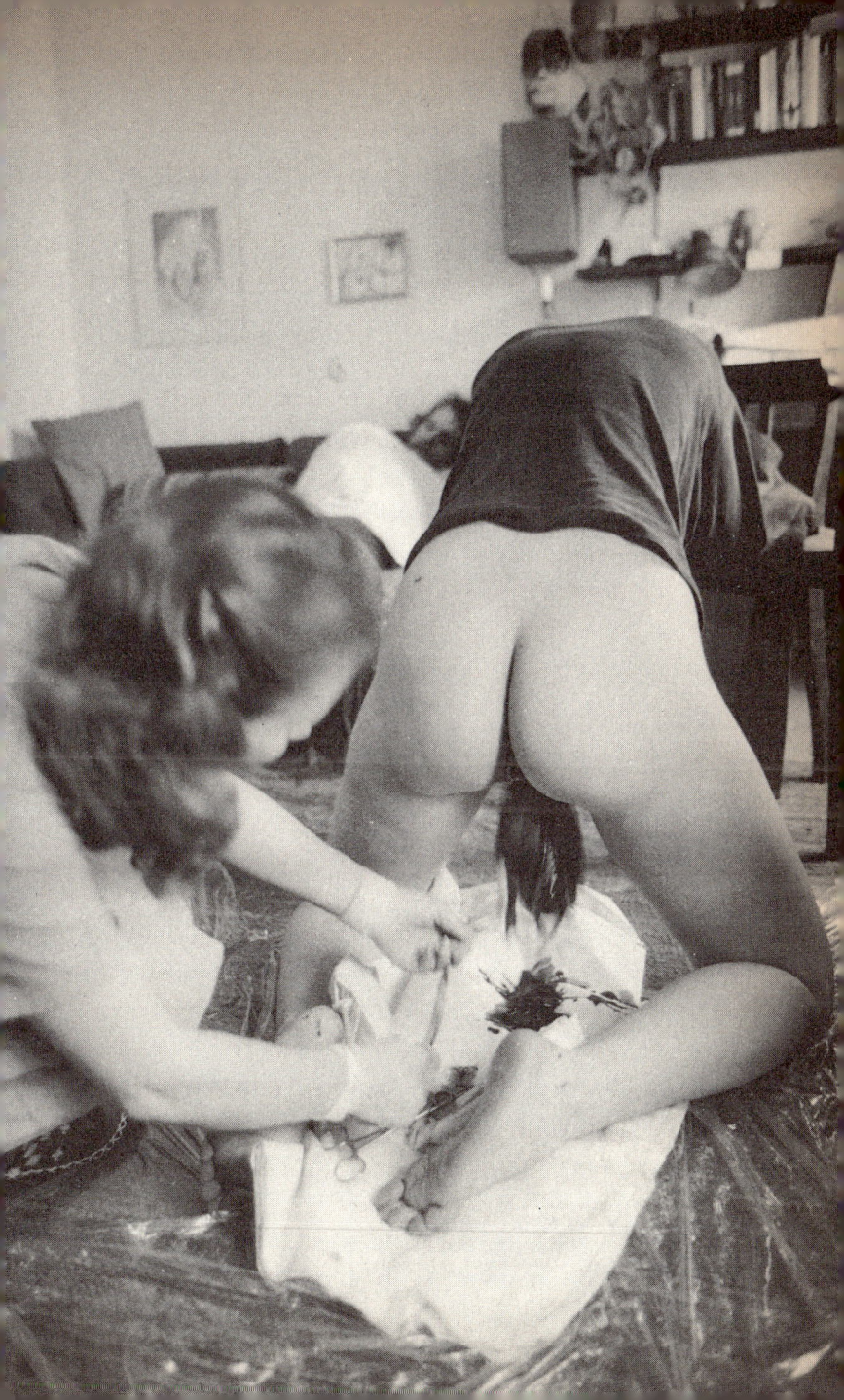

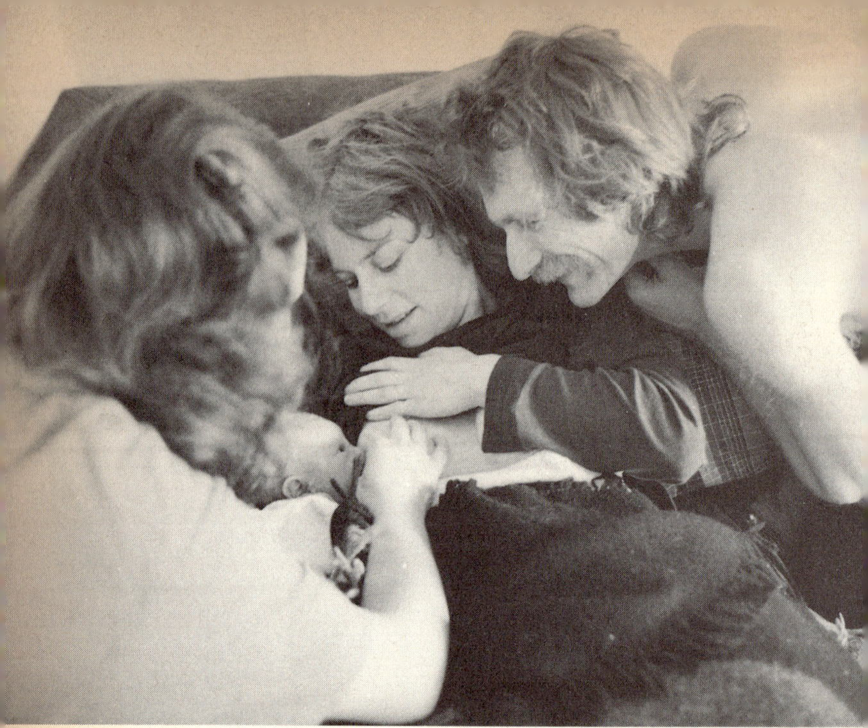

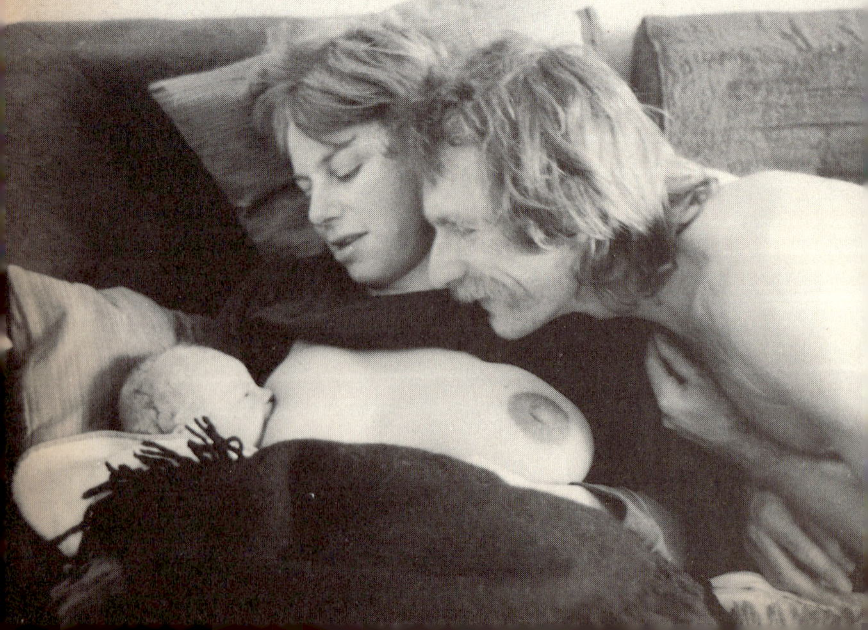

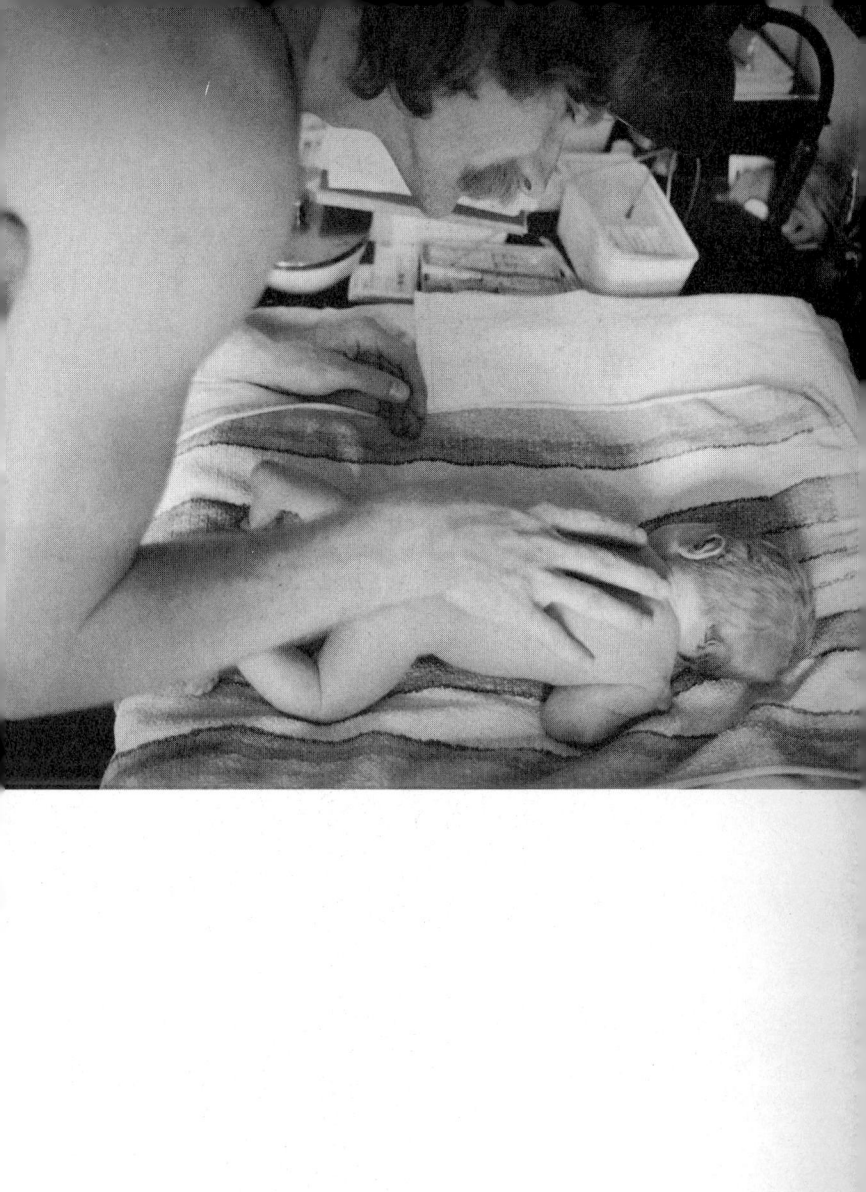

zur Nachmittagsrunde weitergeht. Hält man das Neugeborene nachmittags und abends mit den Geschwistern wach, kann man Glück haben, und es gewöhnt es sich nach sechs bis sieben Wochen daran, auch häufiger nachts durchzuschlafen.

Vorsicht: die ersten drei Wochen sind am gefährlichsten für Frauen, die zu einer Brustentzündung neigen. Wenn Sie harte, schmerzende oder gerötete Stellen an Ihrer Brust spüren, rufen Sie am besten sofort Ihre Hebamme an und befolgen ihre Ratschläge. Auch in Stillbüchern (z. B. La Leche Liga International 1986, S. 278 ff) finden Sie gute Anweisungen. Das allerwichtigste ist, das Kind oft (mindestens jede Stunde, auch nachts) anzulegen und nicht abzupumpen, denn dadurch wird noch mehr Milch produziert und der Stau vergrößert. Häufiges Stillen, Bettruhe, Warmhalten der Brust und Quarkwickel scheinen am besten zu helfen.

Kapitel 3

Die Geburt

Kurz vor der Geburt

Bei Ihrer Hausgeburt haben Sie den Vorteil, daß Sie die Atmosphäre und Einrichtung im Raum selbst bestimmen können. Es ist natürlich am schönsten, wenn Sie ein ganzes Zimmer zur Verfügung haben, das Sie als Geburts- und Wochenbettraum ausstatten können. Wichtig sind die folgenden Sachen:
– ein Bett oder eine sehr hohe Matratze, an die die Geburtshelfer von allen Seiten herankommen können. Selbst wenn Sie im Stehen gebären möchten, werden Sie sich ab und zu hinlegen wollen, erst recht nach der Geburt.

Die Matratze beziehen Sie zuerst «ganz normal», breiten dann zwei auseinandergefaltete Müllsäcke oder eine Malerplane darüber und stopfen sie gut fest. Darüber kommen noch mal zwei weiche Laken. Wenn diese Laken nach der Geburt feucht und beschmutzt sind, werden sie mitsamt dem Plastik weggenommen, und Sie legen sich in das saubere Bett. Halten Sie genug Decken bereit, denn nach der Geburt ist Ihnen wahrscheinlich sehr kalt
– einen Sessel, einen Hocker
– Molton-Unterlagen 60 x 90 cm (gibt es in Sanitätsgeschäften und Apotheken, sechs Stück etwa zehn DM). Sie eignen sich zum Unter-

legen, wenn Sie das Kind im Bett liegend herausschieben wollen oder nachher die Plazenta. Auch die ersten Tage nach der Geburt sollten Sie den Zellstoff im Bett unterlegen, da der Wochenfluß noch sehr stark ist
– jede Menge Handtücher, die man nachher auskochen kann
– kleine Kissen (alt) mit Bezug
– Müllsäcke und breites Klebeband. Wenn Sie sich plötzlich entscheiden, im Stehen oder Hocken zu gebären, kann Ihr Partner schnell zwei Müllsäcke mit Klebeband auf dem Boden befestigen und ihn dadurch vor «Nässe» schützen
– Wegwerf-Slips für die ersten Tage
– einen Korb oder eine Wiege für das Kind, wenn das Kinderbett nicht direkt neben Ihrem Bett steht. Die ersten Tage sollten Sie es unbedingt neben dem Bett stehen haben, da ihm vielleicht verschlucktes Fruchtwasser hochkommt, das ihm in die Luftröhre geraten kann. Es gurgelt, hustet oder schnappt nach Luft. Dann müssen Sie es sofort hochnehmen, leicht nach vorne beugen und eventuell auf den Rücken klopfen, daß es abhusten oder spucken kann.

Der Korb muß eine Matratze oder eine andere feste warme Unterlage haben, die Sie mit einer Stoffwindel beziehen können. Es muß jedenfalls kein teurer Matratzenbezug sein. Das Kind wickeln Sie nachher in eine weiche kleine Decke, mit einem Kissenbezug bezogen, damit die Deckenhaare dem Baby nicht in Mund und Nase kommen. An seine Füßchen tun Sie am besten eine Wärmeflasche, die mit 37 Grad warmen Wasser gefüllt ist
– einige Stoffwindeln, auch wenn Sie sonst zum Wickeln Wegwerfwindeln nehmen wollen. Stoffwindeln eignen sich als Spucktücher und als Unterlage unter Babys Kopf in Korb und Bett
– eine Babyausstattung: Hemd, Windel, Höschen, Jacke oder Pulli, Strampler, Söckchen (es darf nie kalte Füße haben) und, wenn es bei Ihnen nicht gerade sehr warm ist, eine Baumwollmütze
– eine Stehlampe, damit Damm und Scheide nach der Geburt auf Verletzungen hin beleuchtet werden können
– eine Lampe mit 15-Watt-Birne, die nachts in Ihrem Zimmer brennen sollte, wo Sie mit dem Kind schlafen
– Windeln fürs Kind
– wenn Sie es baden wollen: eine Babybadewanne plus zwei Badetücher mit Kapuze
– ein T-Shirt/Hemd für Sie nach der Geburt und, wenn Sie das möchten, einen BH

– Kühl-Akkus (falls eine Nachblutung auftritt; später auch hilfreich beim Milcheinschuß)
– Mülltüten für Abfall und blutige Wäsche.
  Alles andere können Sie nach Ihrem eigenen Geschmack herrichten. Nabelbinden und -kompressen bringt Ihre Hebamme mit.

Klären Sie außerdem folgende Sachen ab:
– funktioniert das Telefon?
– ist Ihr Auto in Ordnung (wenn Sie in die Klinik fahren müssen), Tank in dieser Zeit nie ganz leerfahren
– ist Ihre Hebamme jederzeit erreichbar? Kennen Sie ihre Telefonnummer und Euro-Signalnummer (s. u.) auswendig?
– telefonieren Sie jeden Tag mit den Babysittern für die älteren Kinder und mit Freunden, die bei der Geburt helfen sollen; lassen Sie sich sagen, wann sie wo zu erreichen sind
– hängt die «Checkliste Geburt» an einem Platz, wo sie jeder sieht?
– ist der Mutterpaß bei der Hand, falls Sie doch in die Klinik müssen?
– ist der Kühlschrank gefüllt, Kaffee oder Tee reichlich vorhanden?
– funktionieren Waschmaschine und Trockner?
– funktioniert die Heizung (besonders im Geburtszimmer)?
  Wichtig: Wenn Sie rhesusnegativ sind, Ihr Mann aber rhesuspositiv ist, kann Ihr Kind auch rhesuspositiv sein. In diesem Fall könnten Sie nach der Geburt Antikörper bilden, die das nächste Kind eventuell schädigen. Sie müssen daher innerhalb von 72 Stunden nach der Geburt einen Arzneistoff, genannt Anti D-Immunglobulin, intramuskulär injiziert bekommen. Fragen Sie also Ihren Gynäkologen oder Ihre Hebamme, welches Labor eine Probe Nabelschnurblut des Kindes schnellstmöglich untersucht – wenn das Kind Freitag abend geboren wird, wird Ihr Partner wohl mit der Blutprobe in die nächste Klinik fahren müssen. Wer wird Ihnen das Immunglobulin injizieren? Ihre Hebamme? Ihr Gynäkologe? Besprechen Sie mit ihm, ob Sie die Substanz nicht schon vor der Geburt auf Rezept holen sollten und im Kühlschrank lagern, für den Fall, daß das Kind früher als geplant kommt.
  Haben Sie all diese Punkte geklärt, versuchen Sie, so gut es geht, die Geburt zu «vergessen» und Ihr jetziges Leben zu zweit/dritt/oder mehr so schön wie möglich zu gestalten.
  Treten unregelmäßige Wehen auf, besonders beim Laufen, versuchen Sie diesen Vorgang auf natürliche Weise zu unterstützen, indem

Sie sich weiter aufrecht bewegen. Wenn (zusätzlich) blutiger Schleim aus der Scheide abgeht – weil der Muttermund sich öffnet – und/oder Sie Durchfall bekommen, ist dies ein weiteres Zeichen für die nahe bevorstehende Geburt. Sie sollten sich normal weiterbewegen, sich aber nicht mehr anstrengen. Informieren Sie Ihre Hebamme über diese Anzeichen.

Geburt

Wenn die Wehen regelmäßig werden – alle zehn bis fünf Minuten – und etwa 40 bis 60 Sekunden andauern, rufen Sie Ihre Hebamme an (auch Freunde, die bei der Geburt dabeisein wollen, und den Arzt, der zur Hausgeburt kommen soll). Sie wird Sie am Telefon eine oder mehrere Wehen veratmen lassen, um zu sehen, wie Sie damit fertig werden und in welchem Geburtsstadium Sie sich etwa befinden. Falls die Hebamme außer Haus ist, hat sie ihren Anrufbeantworter eingeschaltet. Sprechen Sie trotzdem darauf, sagen Sie Ihren Namen, Telefonnummer, Grund des Anrufs, Wehenstärke, -dauer etc. Sie müssen dann die Telefonnummer wählen, die sie Ihnen als «Europiepser» angegeben hat. Es meldet sich zweimal «Eurosignal Mitte», danach legen Sie wieder auf. Dadurch funkt der Europiepser bei Ihrer Hebamme. Sie ruft möglichst sofort bei sich zu Hause an und hört Ihre Nachricht von der beginnenden Geburt vom Anrufbeantworter. Nun wird sie auch gleich bei Ihnen anrufen, Fragen stellen, Sie atmen hören, sagen, wann sie kommt, und Verhaltensmaßregeln geben.

Als Mehrgebärende haben Sie wahrscheinlich keinen «blinden Alarm» gegeben. Einer Erstgebärenden, die gut mit den Wehen zurechtkommt, wird die Hebamme wohl noch die Entscheidung überlassen, ob sie vorbeikommen und sie untersuchen soll. Jede Frau reagiert anders: Die eine fühlt sich wohler, wenn ihre Hebamme schon da ist und sagen kann, ob und wie weit sie eröffnet ist. Die andere fühlt sich in dieser frühen Phase der Geburt durch die Anwesenheit der Hebamme eher «bedrängt» und verarbeitet die Wehen lieber in der Badewanne oder bei einem Spaziergang mit Hilfe von Partner und Freunden.

Auch wenn Sie einen vorzeitigen Blasensprung hatten, können Sie baden, vorausgesetzt, die Badewanne ist sauber. Beim vorzeitigen Blasensprung – über den Sie Ihre Hebamme sofort informieren müssen – werden Sie die Uhr im Auge behalten: wahrscheinlich werden Sie in kurzer Zeit Wehen bekommen. Treten jedoch auch nach etwa 24 Stunden keine regelmäßigen Wehen ein, muß genau kontrolliert werden, ob es dem Kind gutgeht und keine Infektion der Eihäute eintritt. Besprechen Sie vor der Geburt mit Ihrer Hebamme, inwieweit sie Sie dann betreut und wann sie mit Ihnen in die Klinik fährt. Normalerweise verlaufen Geburten nach vorzeitigem Blasensprung jedoch völlig normal, und über 90 % der Frauen bekommen innerhalb von 48 Stunden von selbst Geburtswehen.

Wenn Ihre Hebamme kommt, wird sie untersuchen wollen, wie weit sich der Muttermund schon geöffnet hat. Das kann im Liegen oder auf einem Gebärhocker geschehen. Die Herztöne des Kindes werden überprüft: sind sie in Ordnung, können Sie alles weitere nach Ihrem Geschmack gestalten. Je nach Absprache kann die Hebamme jetzt oder später die Ärztin anrufen, die bei der Geburt dabeisein soll und einen kurzen Geburtsbericht durchgeben.

Sie können sitzen, hocken, gehen, sich an Ihren Partner hängen, sich zwischendurch hinlegen, Tee mit den anderen trinken und eine Kleinigkeit essen, die berühmten Kerzen anzünden oder Schallplatten auflegen lassen. Sie brauchen keine Hemmungen zu haben, laut zu werden oder Ihre Befürchtungen auszusprechen. Der Hebamme sagt das nämlich viel über den Fortschritt der Geburt.

Je nach Wehenstärke werden die Herztöne des Kindes abgehört und die Weite des Muttermundes bestimmt. Spätestens wenn der Muttermund vollständig eröffnet ist, gehen Sie ins (geheizte) Geburtszimmer. Vergessen Sie nicht, den Fotoapparat mitzunehmen.

Wenn der kindliche Kopf nicht auf den Beckenboden rutschen will oder seine Einstellung im Becken noch nicht ganz stimmt, wird Ihnen Ihre Hebamme zu bestimmten Positionen raten. Ansonsten können Sie Ihre Geburtsposition frei wählen, sollten aber bedenken, daß alle aufrechten Positionen für das Kind und Sie kräfteschonender und geburtsbeschleunigend im Vergleich zum Liegen sind. Wenn Sie sitzen, stehen oder hocken, müssen Sie meistens gar nicht «pressen», weil die Schwerkraft das Kind nach unten zieht und Ihr Becken sich besser weiten kann.

Wahrscheinlich vergessen Sie, wenn es soweit ist, alle theoretischen Überlegungen und nehmen spontan die Haltung ein, die für Sie richtig ist. Die Hebamme Frauke Lippens berichtet, daß «bei ihr» etwa 40 % der Frauen in sitzender Stellung, 30 % im Vierfüßlerstand (auf Händen und Knien), 20 % liegend und 10 % stehend/hockend/hängend gebären

(DHZ 8/1987, S. 36). Aber diese Zahlen variieren von Hebamme zu Hebamme stark.

Wenn der Kopf des Babys in die Scheide eintritt, spüren Sie wahrscheinlich ein starkes Gefühl der Dehnung, ein Brennen und Prickeln. Versuchen Sie trotzdem, den Beckenboden zu entspannen. Es ist für Sie sehr hilfreich, wenn Ihre Hebamme Ihnen berichtet, wie sich Gesicht und Körper des Kindes herausschieben. Seien Sie nicht ängstlich, wenn Sie keinen «ersten Schrei» hören – nach einer harmonischen Geburt äußern sich die Kinder oft nur mit einem Maunzen oder Quieken.

Genießen Sie den Augenblick der Geburt, wie Sie wollen – niemand stört die private Atmosphäre. Einer von Ihnen darf die Nabelschnur durchschneiden. Die Hebamme versorgt den Nabel und wiegt das Kind. Sie können selbst entscheiden, ob es gebadet werden soll. Auf jeden Fall wird es warm in Decken gemummelt.

Wahrscheinlich wollen Sie ihm gleich die Brust anbieten. Wundern Sie sich nicht, wenn es noch nicht trinken mag – manche Kinder sind kurz nach der Geburt zu aufgeregt dazu. Dann ziehen Sie dem Kindchen die zurechtgelegten Sachen an. Messen kann man es ja auch angezogen. Wenn Sie rhesusnegativ sind und Ihr Partner rhesuspositiv, füllen Sie etwas Blut aus der Nabelschnur in ein Röhrchen, um es baldmöglichst in einem Labor analysieren zu lassen.

Wenn Sie in einer aufrechten Position geboren haben und das Kind gleich anlegen, folgt die Plazenta relativ schnell. Wenn Sie sehr erschöpft sind, können Sie sich zur Nachgeburt schon aufs Bett legen. Die Hebamme überprüft danach die Plazenta auf Vollständigkeit und sieht sich Ihre Scheiden- und Dammregion auf Einrisse hin an. Ist alles in Ordnung, können Sie – vielleicht mit Hilfe – duschen und versuchen, auf die Toilette zu gehen. Ihr Partner könnte jetzt für alle etwas zu essen machen und ins Geburtszimmer bringen.

Die Hebamme bleibt noch etwa zwei Stunden bei Ihnen, für den seltenen Fall, daß es zu einer Nachblutung kommt. Jetzt können Sie Fragen zum Stillen und zum Wochenbett stellen. Außerdem füllt sie das «Untersuchungsheft für Kinder» aus, das Sie zu jeder Vorsorgeuntersuchung beim Kinderarzt mitbringen müssen. Auf der ersten Seite zur «Neugeborenen- Erstuntersuchung» trägt sie den Zustand und die Maße des Neugeborenen sowie Besonderheiten bei der Geburt ein. Sie läßt Ihnen einige Kompressen, Binden und Puder zur Nabelpflege da. Wenn Ihre Hebamme aus Gründen der Entfernung keine

Nachsorge bei Ihnen macht, müssen Sie Ihre Nachsorge-Hebamme anrufen und über die Geburt informieren. Sie sollte entweder am Abend oder spätestens am nächsten Morgen kommen. Wenn das Baby Stuhlgang («Kindspech») hat, heben Sie etwas davon in der Windel auf: die Hebamme braucht es für einen wichtigen Stoffwechseltest.

Informieren Sie den Kinderarzt über die Geburt, und bitten Sie ihn etwa am fünften Tag nach der Geburt um einen Hausbesuch. Nicht erschrecken: er wird unter anderem dem Baby aus der Ferse Blut abnehmen. Das Blut wird auf weitere Stoffwechselanomalien (z. B. Schilddrüsenunterfunktion, Störung des Eiweißstoffwechsels) untersucht, die unbedingt früh erkannt werden müssen. Sie bekommen nur dann schriftlich Bescheid, wenn Ihr Kind an einer der Stoffwechselkrankheiten leiden sollte.

Wenn der Arzt Ihnen eine Vorsorge-Ultraschalluntersuchung für Hüftgelenke, Nieren und Herz zwischen der zweiten und fünften Lebenswoche anbietet, sollten Sie das auch wahrnehmen. Es tut dem Baby nicht weh und gibt Ihnen die Sicherheit, daß das Baby gesund ist bzw. daß eine frühe und erfolgreiche Therapie eingeleitet werden kann.

Kapitel 4

Wie sicher ist die Hausgeburt für Mutter und Kind?

Untersuchungen zur Neugeborenensterblichkeit und -behinderung in der Bundesrepublik

In der Bundesrepublik gibt es bisher nur für ein Hebammenteam die Möglichkeit, seine Hausgeburten statistisch auswerten zu lassen. 1985 bemühten sich diese Münchner Hebammen in Eigeninitiative mit Erfolg darum, gesondert in die Bayerische Perinatal-Erhebung aufgenommen zu werden. Die Erhebung wird von der Kassenärztlichen Vereinigung Bayerns durchgeführt und finanziert. Nach dem Probehalbjahr 1985 wurde klar, daß der Erhebungsbogen sich bisher nur an Krankenhausgeburten orientiert hatte. Er wurde 1986 derart modifiziert, daß geplante von ungeplanten Hausgeburten unterschieden und eine Verlegung unter der Geburt kenntlich gemacht wurden. Für die Jahre 1986 bis 1988 existieren nun die Auswertungen, die jeweils 148 (1986), 219 (1987) und 246 (1988) Hausgeburten umfassen. Das Positive und Nachahmenswerte an diesen Statistiken: Gynäkologen und Perinatologen, die der Hausgeburtshilfe die bisher mangelnde Dokumentation im Sinne von «Die wissen schon, warum sie keine Daten veröffentlichen – sie könnten sich nämlich nicht sehen lassen» vorwerfen, werden durch die Ergebnisse des Hebammenteams eines besseren belehrt.

Der «Perinatologische Erhebungsbogen» umfaßt Fragen über vorherige Schwangerschaften, Erkrankungen, psychosoziale Belastungen, Daten und eventuelle Risiken der jetzigen Schwangerschaft, die medizinisch wichtigen Fakten der Geburt sowie den Zustand von Kind und Mutter. Am wichtigsten unter dem Stichwort «Risiko», bezogen auf den Geburtsort, ist wohl die Neugeborenensterblichkeit (= unter der Geburt und bis zu sieben Tage danach Verstorbene pro 1000 Lebendgeborene, hier bezeichnet als PNMR = Perinatal Mortality Rate) sowie die Verlegung von Müttern und Kindern ins Krankenhaus aufgrund von Komplikationen. Dazu Tabelle 1, die ich aus den Ergebnissen zusammengestellt habe (Informationsstand Januar 1990):

Tabelle 1

	Anz Schwang.	PNMR	Mütter verlegt	Kinder verl.	entlassen
1986	148	0	4	7	7
1987	219	0	6	6	6
1988	246	0	2	5	5

Kein Kind verstarb; die Verlegungsrate für Mütter und Kinder liegt unter fünf Prozent. Dies spricht für eine sorgfältige Schwangerenbetreuung und sichere Geburtshilfe.

Für die Qualität der Geburtshilfe spricht auch, daß fast alle Frauen ohne Schmerzmittel auskamen und die Kinder nach der Geburt sehr schnell in einem guten Zustand waren (s. Tabelle 2). Dies wird mit dem Apgar-Wert ausgedrückt, der Atmung, Muskelspannung, Reflexverhalten und Hautfarbe des Neugeborenen berücksichtigt. Acht bis zehn Punkte beschreiben ein gesundes Neugeborenes. Der Wert wird eins, fünf und zehn Minuten (1', 5', 10') nach der Geburt bestimmt. Kennzeichnend für die Hausgeburtshilfe ist auch die äußerst niedrige Dammschnittquote (Dammschnitt = Episiotomie), die ich darum hier dazustelle.

Tabelle 2

	kein Schmerzm.	Apgar 9-10 n. 1'	n. 5'	n. 10'	Episiot.
1986	92,6%	83,8%	100,0%	100,0%	4,1%
1987	99,5%	80,4%	97,7%	98,6%	1,8%
1988	99,2%	85,8%	96,7%	98,0%	3,3%

Auch einige andere Hausgeburtshebammen berichten über eine derart niedrige Verlegungsquote von fünf Prozent und darunter. Manchmal kommen bei Erstgebärenden andere Zahlen zustande. Die Hebamme Frauke Lippens berichtet über «ihre» Geburten, daß bei Mehrgebärenden nur in fünf Prozent der Fälle unerwartete Komplikationen auftraten, die in die Klinik führten. Bei Erstgebärenden war dies allerdings bei fast 20 % der Fall (DHZ 1987, S. 236). Diese Zahlen werden wesentlich durch die Schwangerenauswahl und -betreuung sowie das Vertrauen zur Hebamme bestimmt, denn bei der klinischen Geburtshilfe kommt es auch bei gesunden Schwangeren öfter zu unerwarteten Komplikationen, wie wir später sehen werden.

Ausländische Untersuchungen

Die meisten zur Verfügung stehenden Untersuchungen stützen sich auf Statistiken, die Dr. phil. Marjorie Tews auf dem 2. Internationalen Kongreß «Gebären in Sicherheit und Geborgenheit» am 21.– 24. 9. 1989 in Zürich vorlegte. Es handelt sich um offizielle Statistiken.

Tabelle 3
PNMR = Neugeborenensterblichkeit bis zum siebten Lebenstag/1000 Lebendgeborene in den Niederlanden 1986

	Klinikgeb.	Hausgeb.
Anzahl d. Geb.	119 037	66 536
Anz. d. Todesfälle	1653	149
PNMR	13,9	2,2

Quelle: Central Bureau voor Statistick (CBS), 1986. Diese Quelle gilt für sämtliche hier aufgeführte niederländische Statistiken.

Die Differenz der Neugeborenensterblichkeit zugunsten der Hausgeburt tritt deutlich hervor.

Tabelle 4
PNMR (= Neugeborenensterblichkeit bis zum siebten Lebenstag/1000 Lebendgeborene); geordnet nach Geburtshelfern und - ort / Niederlande 1986

	Ort	Anzahl d. Geb	PNMR
Gynäkologen	Kliniken	83 351	18,9
Prakt. Ärzte	Hausgeb.	21 653	4,5
Hebammen	Kliniken plus Entb.heime	34 874	2,1
Hebammen	Hausgeb.	44 676	1,0

Das Risiko für ein Neugeborenes, zu sterben, scheint sehr von seinem Geburtshelfer abzuhängen. Auch in der Klinik beträgt die PNMR nach Geburten, die von Hebammen geleitet wurden, nur ein Neuntel, verglichen mit den Geburten «von» Gynäkologen. Dies kann durchaus den Schluß nahelegen, daß technische Überwachung und Eingriffe in den Geburtsverlauf (die typische Intensivmedizin, die von Gynäkologen ausgeübt wird) sich schädigender auf das Neugeborene auswirken als der Faktor Klinik an sich. Passen sich Ärzte dem natürlichen Geburtsverlauf bei der Hausgeburt an, erreichen auch sie eine starke Senkung der Neugeborenensterblichkeit, verglichen mit den Zahlen der Fachkollegen. Hebammen erreichen die weitaus besten Zahlen, wahrscheinlich wegen ihres praktischen Wissens und ihrer umfassenderen Geburtshilfe, die psychosoziale Aspekte berücksichtigt.

Tabelle 5

Folgende Zahlen wurden für Erstgeburten in den Niederlanden 1986 registriert (PNMR = Neugeborenensterblichkeit bis zum siebten Lebenstag/1000 Lebendgeborene):

	Kliniken	Hausgeburten
Anzahl Erstgeborener	41 861	15 031
PNMR	20,2	1,5

Diese Zahlen sind um so interessanter, als «Erstgeburt» auch in der Bundesrepublik als ein gewisser Risikofaktor gilt. Die erste Geburt ist fast immer schwerer und länger als folgende, es treten generell mehr Komplikationen als bei Mehrgebärenden auf. Daher gibt es Hebammen in der Bundesrepublik, die nur Mehrgebärende zu Hause entbinden. Auch in den Niederlanden wählen weniger Erst- als Mehrgebärende den Weg der Hausgeburt. Die Statistik spricht jedoch deutlich für die Hausgeburtshilfe. Gerade bei Erstgebärenden scheint die vertraute Atmosphäre Komplikationen vorzubeugen.

Tabelle 6

PNMR in den Niederlanden 1986, geordnet nach Parität (Anzahl der schon vorhandenen Kinder) und Alter der Mutter, bezogen auf Geburtshelfer und Ort (PNMR = Neugeborenensterblichkeit bis zum siebten Lebenstag/1000 Lebendgeborene)

	Kliniken Gynäkol.	Hausgeb. Prak. Arzt	Kliniken Hebammen	Hausgeburt Hebammen
Parität = Geschwisterkinder				
0	20,2	5,9	1,7	1,5
1–2	16,5	3,8	2,6	0,8
3 und mehr	26,1	4,4	1,6	0,6
Alter				
bis 20	20,9	4,8	2,2	1,5
20–24	23,3	4,0	1,8	1,4
25–29	17,8	3,9	2,3	0,7
30–34	17,8	4,9	2,0	1,1
über 34	18,1	6,6	3,1	3,7

Wieder erreichen die Hebammen die besten Ergebnisse, die Fachärzte die schlechtesten. Während für Babys von Müttern, die bereits mehrere Kinder haben, die Sterblichkeit in den Kliniken deutlich ansteigt, ist dies bei Hausgeburten nicht der Fall. Sie werden mit steigender Kinderzahl immer sicherer. Dagegen scheint das Alter der Mutter eher die PNMR der Hausgeburten ungünstig zu beeinflussen (ältere Erstgebärende = Geburtskanal unelastischer = längere Eröffnungszeit, die einen Sauerstoffmangel des Kindes begünstigen kann?). Trotzdem beträgt die PNMR hier nur etwa ein Fünftel der Neugeborenensterblichkeit in der Klinik.

Tabelle 7
Vergleich der PNMR bei Haus- und Klinikgeburt, bezogen auf verschiedene mütterliche Risikogruppen in England und Wales 1970
(PNMR = Neugeborenensterblichkeit bis zum siebten Lebenstag/1000 Lebendgeborene)

Geburtsrisiko	Klinikgeburten	Ambulante G. plus Hausgeb.
sehr niedrig	8,0	3,9
niedrig	17,9	5,2
mäßig	32,2	3,8
hoch	53,2	15,5
sehr hoch	162,6	133,3

Quelle: British Births Survey, R. Chamberlain u. a. 1975

Als hohes Geburtsrisiko galten wie in der Bundesrepublik: früherer Kaiserschnitt, frühere Totgeburt oder Tod des Neugeborenen, frühere Fehlgeburt, Hochdruck, Diabetes, Schwangerschaftsvergiftung, Blutung in der Schwangerschaft, Steißlage, Frühgeburtlichkeit und Streßzeichen des Kindes (grünes Fruchtwasser, Abfall der Herztöne) während der Geburt.

Bemerkenswert ist, daß die PNMR mit steigendem Geburtsrisiko in der Hausgeburtshilfe eher abnimmt: Bei «mäßigem» Risiko ist die PNMR-Differenz Klinik–Hausgeburt am höchsten. Es scheint, daß Klinikärzte bei Frauen mit mäßigem Risiko durch die Anamnese zu unnötigen Eingriffen neigen, die die Neugeborenensterblichkeit erhöhen und daß dies beim gleichen Risiko in der Hausgeburtshilfe unterlassen wird. Noch mehr erstaunt es, daß auch Kinder von Müttern mit hohem Risiko von der Hausgeburt profitieren. Sogar Neugeborene von Hochrisiko-Müttern werden zu Hause oder ambulant sicherer geboren.

Auch in England und Wales wurden Geburten nach Geburtsort und -helfer registriert und aufgearbeitet. Hier die «Perinatal Mortality Survey» (1958), verglichen mit der British Birth Survey 1970, die die PNMR auf den Ort der Geburt beziehen.

Tabelle 7
(PNMR = Neugeborenensterblichkeit bis zum siebten Lebenstag/1000 Lebendgeborene)

Ort	PNMR 1958	PNMR 1970
Kliniken	50,1	27,8
Amb. Geb.	20,3	6,1
Hausgeb.	19,8	4,3

Quelle: Chamberlain, G. u. a., British Births 1970, 1978

Wie in den niederländischen Studien zeigt die Hausgeburtshilfe in bezug auf die Neugeborenensterblichkeit die besten Ergebnisse. Hier wird außerdem deutlich, wie die Neugeborenensterblichkeit in diesen zwölf Jahren gesunken ist, und zwar sowohl in der Klinik als auch bei Hausgeburten. Während die Sterblichkeit in der Klinik nicht ganz um 50 Prozent reduziert wird, sinkt sie bei Hausgeburten um mehr als 75 Prozent. Das ist sicher zum Teil auf die verbesserte Schwangerenvorsorge und Geburtsvorbereitung zurückzuführen.

Campbell und Macfarlane stellen 1987 in ihrer Veröffentlichung etliche Studien vor, die die oben aufgeführten Statistiken bestätigen.

Eine Analyse von fast 10 000 Lebend- und Totgeburten in Kent von 1973 bis 1977 ergab, daß die Rate der Totgeburten in den Kliniken etwa viermal so hoch wie in den beiden Vergleichsgruppen «Hausgeburten» und «ambulante Geburten» war. Dieser große Unterschied bleibt in etwa bestehen, wenn man in den drei Gruppen Neugeborene mit denselben Geburtsgewichten miteinander vergleicht. Das ist wichtig, da oft argumentiert wird, daß Frühgeborene und Mangelgeburten eine höhere Sterblichkeit aufweisen und deren Mütter überdurchschnittlich häufig in einer Klinik entbinden. Wie in Tabelle 7 gezeigt, überleben jedoch auch diese Risikokinder die Geburt eher zu Hause.

Nach Ansicht der Autorinnen variiert auch die Rate an Komplikationen und Behinderungen nach Geburtsort und -helfer zuungunsten der Klinikentbindung, auch wenn gesunde Schwangerengruppen miteinander verglichen wurden.

In einer US-Studie wurden 1046 Frauen, die eine Hausgeburt planten, kurz vor der Geburt mit derselben Anzahl Schwangerer, die sich für die Klinikgeburt entschieden hatten, verglichen. Sie glichen sich in Alter, sozioökonomischem Status und geburtshilflicher Risikoeinstufung. Eine signifikant größere Zahl von Babys, die in der Klinik geboren waren, wiesen Geburtsverletzungen, durch die Geburt bedingte Komplikationen oder ein Atemnotsyndrom (das mindestens zwölf Stunden dauerte) auf. Sie erwarben ebenfalls signifikant häufiger Neugeborenen-Infektionen. In der Sterblichkeit gab es keinen Unterschied. Obwohl bei den Klinikgebärenden neunmal so viele Dammschnitte durchgeführt wurden, kam es statistisch signifikant häufiger zu Dammrissen zweiten, dritten und vierten Grades.

In der Studie eines praktischen Arztes in Großbritannien von 1978 bis 1983 wurden 202 Frauen, die zu Hause gebären wollten, von der Schwangerschaft an mit einer entsprechenden Gruppe, die eine Klinikgeburt anstrebte, verglichen. In der Klinik befanden sich signifikant mehr Babys nach der Geburt in einem schlechten Zustand (Apgar-Wert von sieben und darunter). Dammschnitte und Dammrisse zweiten Grades wurden dort ebenfalls häufiger registriert.

Und eine schriftliche Hebammen-Befragung über Hausgeburten in England und Wales 1979 ergab, daß nach geplanten Hausgeburten nur 2,8 Prozent der Frauen wegen Komplikationen ins Krankenhaus kamen, fast die Hälfte wegen Plazentalösungsschwierigkeiten. 3,5 Prozent der Babys kamen nach der Hausgeburt in die Klinik, davon die Hälfte nur wegen der Verlegung der Mutter. Diese Ergebnisse entsprechen in etwa denen der Münchner Hausgeburtshilfe.

Campbell und Macfarlane schlußfolgern, daß sie in ihren Untersuchungen nichts gefunden haben, was beweist, daß die Geburt im Krankenhaus das sicherste für Mutter und Kind ist. Es häuften sich vielmehr Anhaltspunkte dafür, daß die Wahrscheinlichkeit, bei der Geburt zu erkranken oder verletzt zu werden, in der Klinik größer ist.

Davon ist auch Dr. Marsden Wagner, Regional Officer for Maternal and Child Health der World Health Organisation (WHO) in Kopenhagen überzeugt. Er schrieb in einem persönlichen Brief an mich: «. . . In den Niederlanden, wo die Hausgeburtsquote nie weniger als ein Drittel betrug, sich jetzt der 40-Prozent-Marke nähert und weiter steigt, gibt es nicht mehr behinderte Babys als in den anderen Ländern Europas, wo fast alle Babys in Krankenhäusern geboren werden. Zweitens: in Schweden, wo die Zahl der Klinikgeburten in den letzten 20 Jahren auf fast 100 Prozent gestiegen ist, ist das Vorkommen von Zerebralparese (typische Hirnschädigung nach schwerem Sauerstoffmangel während der Geburt) nicht abgesunken – sie scheint in den letzten Jahren eher gestiegen zu sein. Daher besteht kein wissenschaftlicher Beweis, daß, was Behinderungen betrifft, eine geplante Hausgeburt gefährlicher für ein Baby ist. . .»

Diese Ansicht deckt sich mit den Ergebnissen der perinatalen Studiengruppe der WHO. Deren Autoren, die den Erfolg ihrer jahrelangen Nachforschungen über die Qualität von Schwangerenvorsorge, Geburt und Nachsorge in Europa 1987 in dem Buch «Wenn ein Kind unterwegs ist» zusammengefaßt haben, weisen in Zusammenhang mit möglichen Geburtskomplikationen auf die Bedeutung der «sich selbst erfüllenden Prophezeiung hin». Die «self-fullfilling prophecy», hier die Macht der äußeren Einflüsse, wird bei den Überlegungen über die Sicherheit einer Geburt sonst viel zu sehr vernachlässigt. Die Autoren bringen das Beispiel einer gesunden Frau, die eigentlich eine Hausgeburt plant. Bei ihrer jetzigen Schwangerschaft wird nun doch ein Risikofaktor festgestellt. Auf Anraten der Ärzte geht sie ins Krankenhaus zur Entbindung. Tritt dann während der Geburt eine Komplikation auf, wird gesagt: wie gut, daß sie doch ins Krankenhaus ging! Man weiß jedoch nicht, ob dieser Befund nicht durch die auch bei normalen Schwangerschaften üblichen Eingriffe im Krankenhaus entstand und zu Hause gar nicht aufgetreten wäre.

Im Gegenteil zu dem, was die meisten Gynäkologen und Perinatologen sagen, scheint also die Geburt zu Hause für eine gesunde Schwangere sicherer zu sein als eine Entbindung in der geburtshilflichen Klinikabteilung.

Gründe für die geringere Neugeborenensterblichkeit

Von den Perinatologen wird die in den letzten Jahrzehnten stark abgesunkene Neugeborenensterblichkeit mit dem Ersatz der Hausgeburtshilfe durch die Klinikentbindung in Verbindung gebracht. Dazu ist zuerst zu sagen, daß ja die Neugeborenensterblichkeit bei geplanten Hausgeburten noch geringer ist als die der Klinikgeburten – bisher fehlte in der Bundesrepublik lediglich die Dokumentation. Zweitens beruht die Senkung der Neugeborenensterblichkeit jedoch m. E. nach auf folgenden Faktoren:
– Frauen bekommen dank der sicheren Antikonzeptions- und in Grenzen legalisierten Abbruchmöglichkeiten weniger Kinder. Bald jedes zweite Elternpaar hat nur noch ein Kind, höchstens zwei Kinder. Die Mütter können sich in besserem Zustand in die Schwangerschaft begeben, sich ohne schon vorhandene Kinder oder mit nur einem Kind mehr schonen, mehr Geburtsvorbereitung betreiben. Dieser gesündere Zustand der Mutter beeinflußt natürlich das Wachstum und den Zustand des Kindes
– da immer mehr Frauen in den letzten Jahrzehnten eine gute Ausbildung und daher eigenes Geld haben, können sie sich durch Ernährung, Sport und einen geregelten Lebensrhythmus auch bis zur Schwangerschaft viel gesünder halten, als dies den meisten Frauen früher möglich war
– der Lebensstandard ist seit 30 Jahren dramatisch gestiegen. Das verfügbare gute Essen und Trinken hat sicher einen Einfluß auf die Entwicklung des Ungeborenen
– die verbesserte Narkosetechnik hat die Zahl der Narkosezwischenfälle bei der Sektio (= Kaiserschnitt) vermindert, daher auch die Neugeborenensterblichkeit. Verbesserte operative Technik und hochwertigeres Nahtmaterial senkten die Nachblutungsquote. Frühes Aufstehen nach der Geburt wirkt prophylaktisch gegen eine Lungenembolie; bei Infektionen werden Antibiotika gegeben
– dank der Ultraschalluntersuchungen kann ein Mißverhältnis Kopf–Becken oder eine falsch sitzende Plazenta frühzeitig erkannt und ein geplanter Kaiserschnitt vorgenommen werden. Dasselbe gilt für Zwillingsgeburten, Beckenendlagen und bei Schwangerschaftsvergiftung der Mutter
– Frühgeburten weisen eine besonders hohe Sterblichkeit auf. Sie können in einem gewissen Maße durch wehenhemmende Medikamen-

te und Zunähen des Muttermunds bis kurz vor der Geburt (= Cerclage) verhindert werden. Kommt es dennoch zur Frühgeburt, hat das Kind durch die Neugeborenenintensivbetreuung je nach Gewicht eine recht gute Überlebenschance

– die Überwachung der kindlichen Herztöne unter der Geburt mit dem CTG hat sicher etlichen Kindern unter hohem Geburtsrisiko das Leben gerettet. Und, was die Perinatologen und Gynäkologen gar nicht gerne hören:

– gerade in den letzten Jahren ist die Säuglingssterblichkeit gesunken, weil sich Elternverbände wie der Verein «Kunstfehler in der Geburtshilfe e. V.» gegen die programmierte Geburt und gefährliche Anästhesien wie den Paracervikalblock in der Öffentlichkeit stark gemacht haben, so daß diese das Ungeborene vital gefährdenden Anästhesien zurückgegangen sind

– ebenfalls in den letzten Jahren mußten die Krankenhäuser auch nur auf den Druck der Öffentlichkeit hin das «Beschießen» der Gebärenden (d. h. auch des Kindes unter der Geburt, vgl. S. 100) mit stark wirkenden Drogen reduzieren bzw. unterlassen, da immer mehr Frauen eine natürliche Geburt verlangten

– die Ära der modernen Geburtsvorbereitung ist etwa zehn Jahre alt. Was früher hauptsächlich Turnübungen umfaßte, ist für viele zu einem bewußten Vorerleben der Geburt geworden. Frauen, die sich intensiv vorbereitet haben, brauchen sehr selten Schmerzmittel und Anästhesien, die das Kind gefährden

– da Frauen immer selbstbewußter und mit Kenntnissen über die Geburt und das Neugeborene ins Krankenhaus gehen, lassen sie sich seltener ihre Kinder wegnehmen. «Rooming in» und bessere Stillmöglichkeiten wirken sicherlich der Erkrankung und auch der Sterblichkeit von Neugeborenen entgegen.

Risikobestimmung vor der Hausgeburt – mögliche Komplikationen

Hausgeburtshebammen haben ein großes Interesse, eine genaue Risikobestimmung bei jeder Schwangeren vorzunehmen, um Komplikationen bei der Geburt möglichst zu vermeiden. Jede Beeinträchtigung von Mutter oder Kind fällt nämlich auf sie zurück. Sie können sich nicht mit «ärztlichen Anweisungen» oder «Klinikgebräuchen» herausreden.

Einflußreiche Vertreter der ärztlichen Standesorganisationen warten nur darauf, diese «verantwortungslosen Hebammen» (DHZ 1986, S. 204) auseinanderzunehmen.

Die Hebamme Erika Goyert Johann nennt folgende Punkte, bei denen sie Hausgeburten aus medizinischer Sicht ablehnt (Auszug aus der DHZ 1989, S. 82):

– Blutungsneigung
– Venenentzündungen (Thromboseneigung)
– EPH-Gestose, erheblich erhöhter Blutdruck
– Entzündungen/Fieber
– kein normal großes Kind (also zu klein oder zu groß)
– Frühgeburt (früher als drei Wochen vor dem errechneten Entbindungstermin)
– Beckenendlage
– Zwillinge
– Plazentainsuffizienz
– Herztöne des Kindes vor der Geburt nicht in Ordnung
– vor oder bei Geburtsbeginn grünes Fruchtwasser
– vorzeitiger Blasensprung ohne Wehenbeginn (Grenze meist 24 Stunden, allerdings abhängig von den Herztönen und dem Zustand des Kindes).

Schaut frau sich im Mutterpaß oder im Perinatal-Erhebungsbogen der Kassenärztlichen Vereinigung Bayerns die Befunde zur Risikoschwangerschaft an, ist es fast schon schwer, als Schwangere mit keinem Risiko behaftet zu sein. So haben auch laut Münchner Hausgeburtsstatistik 1988 von 246 Frauen 70 ein anamnestisches Risiko (= aufgrund früherer Erkrankungen, Abbrüche, Schwangerschaftsverläufe oder Geburtskomplikationen) – immerhin 28,5 Prozent. Das größte Kontingent stellen dabei «Schwangere über 35 Jahre». Aber auch «Zustand nach Kaiserschnitt» oder «Komplikationen bei vorausgegangenen Entbindungen» werden genannt und müssen bei einer erfahrenen Hebamme kein Gegenargument gegen eine Hausgeburt sein.

In der Rubrik «Besondere Befunde im jetzigen Schwangerschaftsverlauf» haben 1988 fast zwölf Prozent der Schwangeren, die eine Hausgeburt planten, einige Angaben gemacht. Es dominieren psychosoziale Belastungen und vorzeitige Wehen, in weitem Abstand Blutungen vor der 28. Schwangerschaftswoche und Zervixinsuffizienz (= Schwäche des Gebärmutterhalses). Um so bemerkenswerter ist, daß es lediglich in zwei Fällen zu Frühgeburten (unter 37 Schwanger-

schaftswochen) und nur in 3,4 Prozent der dokumentierten Risiko-
schwangerschaften zur Verlegung des Neugeborenen kam.

Eine individuell angepaßte, die Schwangere mitaktivierende Vorsorge durch die Hebamme scheint die Ansicht zu widerlegen, daß nur
kerngesunde Frauen eine Hausgeburt erwägen sollten. Die Risiko-
befunde der aktuellen Schwangerschaft sind zudem nichts Statisches,
sondern können sich meistens durch Veränderung der Lebensein-
stellung und der Ernährung noch zum Positiven ändern.

Risiken, die zu Geburtskomplikationen führen können, sind nicht
immer medizinischer Art. Eine Hebamme, deren Verlegungsrate auch
für Erstgebärende maximal fünf Prozent beträgt, vertritt die Einstellung, daß die meisten Geburtskomplikationen psychisch bedingt sind
und auftreten, weil das Vertrauen zur Hebamme nicht ausreicht. Der
Geburtsstillstand etwa, die häufigste Komplikation während der Eröffnungsphase, die in die Klinik führt, beruhe darauf, daß die Gebärende die Hausgeburt innerlich aufgegeben hat. Sie will in die Klinik,
da sie sich dort doch sicherer fühlt. Das gleiche gelte für «unbeherrsch-
bare» Schmerzen unter der Geburt, die eine Periduralanästhesie, d. h.
Klinikumgebung, erforderlich machen. Komplikationen ständen auch
ins Haus, wenn die Schwangere innerlich nicht ganz von der Hausgeburt überzeugt war und sich nur aus einer Art kindlicher Trotzre-
aktion für eine Hausgeburt entschieden hatte. Ungeklärte
Partnerschaftskonflikte, Ablehnung des Kindes oder Furcht vor dem
Leben mit dem Kinde könnten die Geburtssituation extrem belasten
und Komplikationen hervorrufen.

Dieser psychosomatische Erklärungsansatz erstreckt sich auch auf
die «falsche Einstellung» des geburtsaktiven Kindes: Ein hoher
Gradstand oder ungewöhnliche Kopfbeugung (bei etwa ein bis drei
Prozent der Fälle aller Geburten) sind aus ihrer Erfahrung heraus bei
Hausgeburten wesentlich seltener, da die Kinder weniger Angst bei der
Geburt hätten und sich deshalb auch seltener «querstellten».
Nabelschnurkomplikationen, die zu einer akuten Sauerstoffnot des
Kindes unter der Geburt führen können, rühren ihrer Ansicht nach von
einer intensiven Ablehnung des Kindes in der Frühschwangerschaft
her: der Embryo spürt diese negativen Emotionen, fühlt sich unwohl
und bewegt sich daher wesentlich mehr, so daß er sich in der Nabelschnur verheddert. So entstünden Nabelschnurknoten oder -umschlin-
gungen.

Intensive Kontaktaufnahme mit der Schwangeren könnte diese

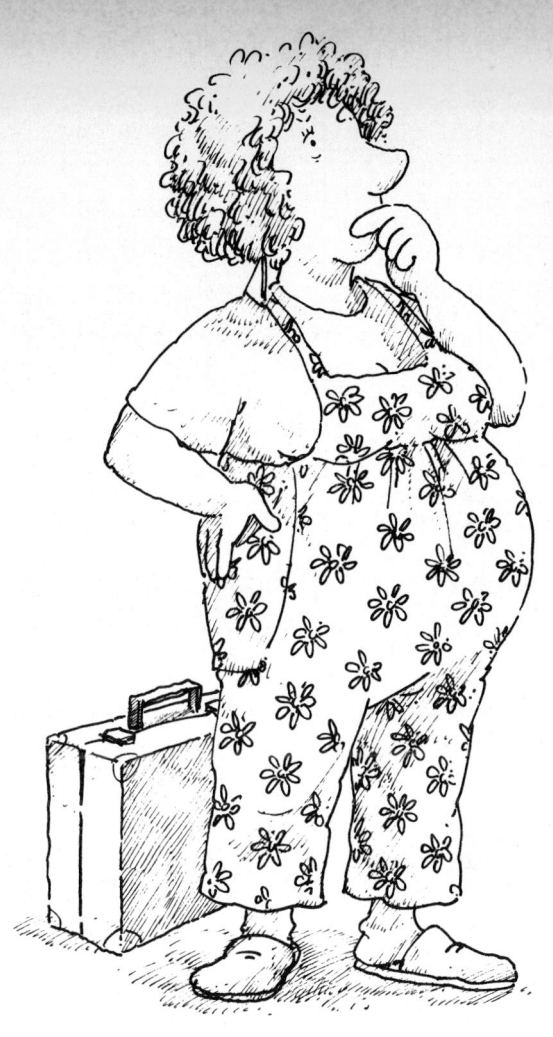

Ob sich die junge Mutter...

...in eine Klinik begibt oder ob sie ihr Kind zu Hause zur Welt bringt, bleibt ihre persönliche Entscheidung. Immer aber wird sie sich auf dieses wichtige Ereignis gut vorbereitet haben.

Danach aber beginnt bereits die Zukunft. Keine Mutter wird sie dem Zufall überlassen.

 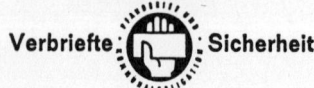

schwerwiegenden Konflikte aufdecken und auf mögliche Komplikationen hinweisen. Durch Erfahrung entwickele eine Hebamme dann allmählich einen sechsten Sinn dafür, bei welchen Schwangeren die Geburt durch solche Fakten wahrscheinlich negativ beeinflußt werde. Sie müsse dann auch den Mut haben, diesen Frauen zu sagen: «Ich bin für Sie nicht die richtige Hebamme», oder ihnen generell von der Hausgeburt abraten.

Geburtskomplikationen während der Nachgeburtsphase lassen sich manchmal durch eine genaue Anamnese voraussehen. Bei einer Frau, die bei einer früheren Geburt Plazentalösungsschwierigkeiten oder eine Nachblutung hatte, ist ein hohes Wiederholungsrisiko anzunehmen. Nach Fehlgeburten oder Abbrüchen, wonach die Gebärmutter ausgeschabt wurde, oder nach Infektionen der Gebärmutter muß eher als sonst mit einer «angewachsenen» Plazenta gerechnet werden, die im Krankenhaus in Narkose gelöst werden muß.

Erkrankungen, die das Immunsystem betreffen, wie etwa Rheuma, können unter der Geburt zu einer Blutgerinnungsstörung führen. Aufgrund dieser «Krankengeschichte» muß die Hebamme die Hausgeburt nicht ablehnen, aber die Komplikation im Auge behalten und damit rechnen.

Werden Mütter nach Hausgeburten verlegt (in München 1986 bis 1988 0,8–2,7 %), handelt es sich meistens um Störungen in der Nachgeburtsphase wie Plazentalösungsschwierigkeiten oder Nachblutungen.

Die insgesamt 15 Neugeborenen, die in den drei Jahren verlegt wurden, wiesen vorwiegend Atemstörungen auf – immerhin noch Sonderfälle, denn bei fast 97 Prozent der daheim geborenen Kinder setzte innerhalb von einer Minute regelmäßige Eigenatmung ein. Weitere Ursachen für die Krankenhauseinweisung waren Neugeborenengelbsucht oder der Verdacht auf Anomalien, also Gründe, die nichts mit der Hausgeburt zu tun hatten.

Dazu Zahlen der Perinatalerhebung über die Münchner Klinikgeburten 1988: 11,4 % wurden in eine Kinderklinik oder Neugeborenenintensivstation verlegt. 363 Kinder waren vor, 314 nach der Geburt verstorben = 677, mehr als ein halbes Prozent von 105 066 registrierten.

Ein direkter Vergleich mit der Hausgeburtsstatistik ist zwar nicht möglich, da in der Krankenhausstatistik auch Frühgeborene unter 28 Wochen, Kinder mit erkannten Mißbildungen und Babys von schwer erkrankten Müttern enthalten sind. Man kann jedoch den Schluß ziehen, daß die Gleichsetzung der Hausgeburt mit einer Gefährdung des Kindes und der Klinikgeburt mit einer Sicherheitsgarantie für das Neugeborene wohl nicht gerechtfertigt ist.

Kapitel 5

Risiken der Klinikentbindung

Sterblichkeit und Behinderungen bei Mutter und Kind

Die Geburt in der Klinik ist für die Eltern und das Ungeborene keine Sicherheitsgarantie. Aus der Bayerischen Perinatalerhebung geht hervor, daß 1988 insgesamt 0,6 Prozent der Kinder in Münchner Kliniken während oder kurz nach der Geburt sterben. Auch wenn die meisten Todesfälle extreme Frühgeburtlichkeit und schwerwiegende, nicht mit dem Leben zu vereinbarende Mißbildungen betreffen, bleiben doch einige Kinder, die bis zum Zeitpunkt ihres Todes während oder nach der Geburt als völlig gesund galten und trotz elektronischer Überwachung aus ungeklärten Gründen verstarben.

Wie steht es mit Notfällen unter der Geburt? Bei 8,2 % der Kinder, die in den Münchner Kliniken 1988 zur Welt kamen, war ein Kaiserschnitt von vornherein geplant; bei 6,6 % jedoch wurde er als Notfalleingriff vorgenommen. 7,1% der Kinder wurden mit der Saugglocke ans Tageslicht geholt, 1,5 % mit der Zange. Bei 0,1 % wurde beides eingesetzt. Alle genannten Zahlen beziehen sich auf Einlinge. Daraus folgt, daß in 15,2 % der Fälle (6,6 plus 7,1 plus 1,5 %) eine als komplikationslos angenommene Geburt einen Verlauf nahm, der einen Notfalleingriff erforderlich machte. Dabei sind die als Risikokriterium geltenden Zwillinge schon ausgeschlossen, ebenso kleinere Frühgeburten, für die von vornherein ein Kaiserschnitt geplant wird. Hier fällt die Diskrepanz zur Hausgeburtshilfe auf, bei der in den Jahren 1986 bis 1988 nur bei etwa fünf Prozent der Fälle Situationen auftraten, die wahrscheinlich eine operative Entbindung oder Geburtsbeendigung erforderten.

Daß in nicht wenigen Fällen während der Geburt eine Sauerstoffnot des Kindes auftritt, zeigt sich auch am Zustand der Neugeborenen, bezogen auf die Bayerische Perinatalerhebung 1988. Nur drei Viertel der Lebendgeborenen hatten nach einer Minute einen Apgar-Wert von 9–10. Jedes fünfte Kind wies einen 1-Minuten-Apgar von 7–8 auf, wobei der Wert 7 schon als mittelschwere Beeinträchtigung des Neugeborenen gilt. Das spiegelt sich auch im weiteren Vorgehen wider: Fast jedem zehnten Neugeborenen (9,0 %) mußte im Kreißsaal Sauerstoff per Maske gegeben werden. 11,4 % wurden in eine Kinderklinik oder Neugeborenenintensivstation verlegt. Als Ursachen werden wie in der Hausgeburtsstatistik Unreife des Kindes (bei Frühgeburt oder nach mangelnder «Versorgung» im Mutterleib), Atemstörungen und Neugeborenen-Gelbsucht angegeben. Hinzu kommen hier einige Kinder, die an angeborenen Mißbildungen litten.

Unter den Risiken, die als Todesursache bei den lebendgeborenen Kindern – ohne Mißbildungen – gelten, stehen Schockzustand und Blutungen im Gehirn an erster Stelle, in weitem Abstand gefolgt vom Atemnotsyndrom.

Da nicht jedes betroffene Kind eine sehr kleine Frühgeburt war, müssen wir uns fragen: Woran liegt das? Wenn es sich um vorher gesunde ungeborene Kinder handelte, könnte vielleicht eine der Ursachen im Geburtsmanagement gesucht werden, obwohl dies zuerst die Mütter betrifft. In der Tat wird die Geburt bei einer großen Anzahl Frauen massiv beeinflußt: Nach Aussage der Bayerischen Perinatal-Erhebung 1988 bekamen 30,8 % der Frauen Wehenmittel. Fast jede dritte (32,4 %) erhielt Schmerzmittel, jede zehnte (10,5 %) sogar eine Periduralanästhesie. Jeder fünften Frau wurde eine spezielle Anästhesie für die Austreibungsphase (Pudendusblock) gesetzt.

Drei von vier Gebärenden erhielten – nach derselben Studie – einen Dammschnitt. Daher war auch die Preßperiode im Durchschnitt bei den meisten Frauen wesentlich kürzer als bei den daheim Gebärenden (etwa 84 Prozent hatten innerhalb 20 Minuten ihr Kind; in den Hausgeburtsstatistiken sind es in diesem Zeitraum 53,6 %. Die Schnelligkeit, mit der das Kind durch den Geburtskanal gezwungen wird, scheint keine positiven Auswirkungen zu haben.

Die geschilderte erhebliche Intervention könnte im Zusammenhang mit dem schlechten Zustand etlicher Neugeborener stehen. Maßnahmen wie interne Herztonableitung beim geburtsaktiven Kind oder Periduralanästhesie waren eigentlich für Hochrisiko-Schwangere und gefährdete Kinder entwickelt und zuerst auch nur bei ihnen eingesetzt worden. Inzwischen werden sie routinemäßig bei einem sehr hohen Prozentsatz der gesunden Gebärenden und deren Babys angewandt. Bei dieser Zielgruppe ist der klinische Wert dieser Maßnahmen jedoch nicht bewiesen. Im Gegenteil: wie bereits aus den weiter oben zitierten Studien anklang, bewirken Eingriffe in den natürlichen Geburtsvorgang meist etwas Negatives. Und nach dem Prinzip einer Kettenreaktion sind dann oft weitere Maßnahmen erforderlich, bis schließlich ein Schlußpunkt erreicht ist, der unter natürlichen Geburtsbedingungen gar nicht aufgetreten wäre. So bedingen etwa Wehenmittel, die ohne medizinische Indikation gegeben wurden, durch die verstärkten Schmerzen häufig den Einsatz einer Periduralanästhesie, die dann wieder in einem hohen Prozentsatz eine Geburtsbeendigung mit Zange oder Saugglocke unter großem Dammschnitt erfordert. Diese operative Geburtsbeendigung erhöht die Wahrscheinlichkeit, daß das Kind Gehirnschäden erleidet. Ein anderes Beispiel: Großzügig gegebene Schmerzmittel können die Geburt verlängern, bis ein erschöpfungsbedingter Geburtsstillstand auftritt. Das Kind muß mit einem Kaiserschnitt entbunden werden und leidet aufgrund der Medikamente an Atem- und Saugstörungen, so daß es zur Beobachtung auf die Neugeborenenintensivstation verlegt wird.

Schauen wir uns im einzelnen an, wie klinische Maßnahmen in den Geburtsverlauf eingreifen, so daß sie zum Risiko werden können.

Risikofaktoren

Aufbruch in die Klinik

Wenn die Geburt beginnt, befinden sich die meisten Frauen in einer besonderen Stimmung. Da kann zuerst Angst vorherrschen, das Gefühl, es zwar gehofft, aber doch noch nicht damit gerechnet zu haben. Die Skala reicht von einer Riesenspannung wie vor einer Prüfung bis zur Ekstase vor dem großen Geschehen.

Je stärker die Emotionen, von denen wir überwältigt werden, um so mehr brauchen wir eine vertraute Umgebung und Menschen, die wir kennen und denen wir vertrauen. Der «Nestbautrieb» der letzten

Schwangerschaftswochen zielte ja darauf hin, eine gemütliche Ecke zu schaffen, in der das Kind zur Welt kommen kann. Diese Erfordernis wird vom Aufbruch in die Klinik jäh durchbrochen. Koffer packen oder noch mal checken, Dokumente zusammensuchen, immer mit nervösem Blick auf die Uhr – in welchen Abständen kommen jetzt die Wehen? –, schafft Hektik und zerstört die Sammlung, die für die Konzentration auf die Geburt notwendig ist, im Keim. Wer wird Sie in Empfang nehmen? Wie werden «sie» zu Ihnen sein? Sie ahnen, daß Sie vom Krankenhauspersonal abhängig sein werden. Würden Sie dieses Risiko bei anderen, wesentlich unwichtigeren Ereignissen eingehen wollen?

Empfang, erste Untersuchungen, Vorbereitung

Der Empfang in der Klinik greift noch stärker in das psychophysische Erleben ein. Eine fremde Hebamme und Ärztin, der meist schon belegte Kreißsaal mit seiner Geräuschkulisse und die Gerätschaften, die an einen Operationssaal erinnern, wirken für Frauen in dieser sensiblen Phase wie ein Schock. Ärztin und Hebamme sind ja fast nie dieselben, die die Frau während der Schwangerschaft betreut oder zumindest bei der Kreißsaalbesichtigung begleitet haben. Die Gebärende muß ihnen erst mal alles über ihren Schwangerschaftsverlauf erzählen. Durch den empfundenen Streß wird Adrenalin freigesetzt. Infolgedessen entspannt sich die glatte Muskulatur: die Wehen werden schwächer oder hören ganz auf.

Um diese durch Streß verminderte Wehentätigkeit zu stimulieren, wird in den meisten Kliniken generell der Patientin ein Einlauf gemacht. Und da eine Geburt als potentiell operativer Eingriff gilt, erfolgt zudem häufig noch das Rasieren der Schamhaare, meistens ohne die Gebärende vorher um ihre Zustimmung zu fragen. Die Rasur aus «hygienischen» Gründen ist heute, da sich zumindest alle bundesdeutschen Schwangeren mindestens einmal täglich waschen oder duschen können, absurd. Ein Einlauf ist nur dann angebracht, wenn die Gebärende wirklich lange Zeit keinen Stuhlgang hatte, da dann Kot im Enddarm den Muttermund hindern kann, sich weiter zu öffnen. Andererseits sollte der Einlauf gemacht werden, wenn die Gebärende dies wünscht, weil er von einigen Frauen in der frühen Eröffnungsphase als angenehm empfunden wird.

Die Untersuchung durch fremde Personen – meist sind es mindestens zwei, erst die Hebamme, dann der Arzt – wird von den meisten Gebärenden, da sie Angst haben, als schmerzhaft empfunden, manchmal direkt als rücksichtslos, wenn etwa während einer Wehe untersucht wird. Besonders stressig für die Gebärenden ist die Situation in Lehrkrankenhäusern und Universitätskliniken, wo Hebammenschülerinnen, Schwesternschülerinnen, Medizinstudenten und unerfahrene Assistenzärzte gynäkologisch untersuchen wollen, um etwas zu lernen. Diese Situation stellt eine erhebliche Infektionsgefährdung für das Kind dar, besonders dann, wenn die Fruchtblase als schützende Hülle des Kindes schon gesprungen ist. Völlig abzulehnen ist daher auch die routinemäßige Sprengung der Fruchtblase, um etwa ein internes CTG zu schreiben, wenn dieser Eingriff nicht medizinisch gerechtfertigt ist.

Klinikpersonal im Schichtdienst

Frauen, die zur Geburt in ein Krankenhaus gehen, können sich «ihre» Hebamme und ihre Ärztin im Normalfalle nicht aussuchen. Hinzu kommt der Schichtdienst: hat eine Frau gerade Vertrauen zu einer Hebamme gewonnen, ist deren Dienst beendet, und die Gebärende muß sich eben umgewöhnen.

Der Faktor Sympathie zwischen Gebärender und Hebamme ist durchaus keine Gefühlsduselei. Geburtsberichte zeigen immer wieder, daß sich eine Gebärende bei einer Hebamme oder Ärztin, die sie nicht einfühlsam behandelt, seelisch und körperlich «verschließt». Das kann zur Folge haben, daß der Muttermund über Stunden nicht weiter aufgeht. Der Streß auf einer Entbindungsstation tut ein übriges dazu.

Hinzu kommt der Personalmangel, der Anfang 1990 in medizinischen Fachzeitschriften als «Entbindungskatastrophe» angeprangert wurde. Für den Bund Deutscher Hebammen birgt die mangelhafte Stellenbesetzung in den Kliniken bereits heute für Gebärende und Neugeborene gesundheitliche Risiken in sich. «40 Überstunden pro Woche seien keine Seltenheit, Kreißsäle seien häufig nicht ausreichend mit Hebammen besetzt, Geburtsverläufe würden dadurch verlängert, es komme zu unnötigen Kaiserschnittentbindungen sowie zu Zwischenfällen infolge unvorhergesehener Komplikationen...» (Die Neue Ärztliche, 2. 2. 90). Als Beispiel für diese Zwischenfälle zitiere ich aus einem Interview mit Jutta Koberg, Geschäftsführerin des Bundes Deutscher Hebammen: «... Es sind uns Fälle bekannt, bei denen aufgrund von Überforderung der Hebamme durch gleichzeitige Betreuung mehrerer Gebärenden beispielsweise ein Abfall der kindlichen Herztöne stattfand, der nicht rechtzeitig registriert werden konnte. Dadurch kam es dann intrauterin beim Kind zu Sauerstoffmangel mit entsprechenden Folgeschäden» (Ärzte Zeitung, 29. 01. 1990). Fragt sich nur, ob verantwortliche Politiker aus diesen Zuständen Konsequenzen ziehen: Die Äußerungen von Frau Koberg waren die Reaktion auf die Aussage der baden-württembergischen Sozialministerin Barbara Schäfer, die auf eine Landtagsanfrage hin einen drohenden Hebammen-Notstand schlichtweg verneinte.

Die Folgen des Personalmangels sind bereits objektivierbar: Für Babys, die am Wochenende oder in der Nacht zur Welt kommen, besteht ein um 50 % höheres Geburtsrisiko als für solche, die in der ‹normalen Dienstzeit› geboren werden. Darauf hat die «Stiftung für das behinderte Kind» aufmerksam gemacht (Ärzte Zeitung, 31. 3. 89). Der Grund: Ab 17 Uhr wird mit der Hälfte, manchmal sogar einem Drittel der Tagesbesetzung qualifizierten Personals gearbeitet. Die besten Geräte und Operationsmöglichkeiten nützen eben nichts, wenn die Benutzer fehlen. Das ist um so skandalöser, als es genug arbeitslose Ärzte, Ärztinnen sowie Hebammen gibt, die aus familiären Gründen gerne Nachtdienst machen würden. Auf die Hebammenschulen besteht heutzutage wieder ein enormer Andrang, es müssen nur ausreichende Stellen in den Kliniken geschaffen werden.

Die unzureichende Personalsituation ist zum Teil auch verantwortlich für die schlechte Hygiene und die hohe Infektionsgefahr in vielen bundesdeutschen Krankenhäusern. In einer Umfrage, die der Psychologe Professor Dr. R. Bergler von der Universität Bonn durchgeführt hatte, nannten 90 Prozent der Klinikärzte Arbeitsüberlastung, Zeitdruck und unzureichende Einarbeitung des Personals als Gründe für die mangelnde Hygiene in ihrer Klinik. Nach Bergler wird die Hygiene dermaßen vernachlässigt, daß es «weder kostenmäßig noch menschlich zu verantworten ist ... In einem erschreckenden Ausmaß seien wegen der vermeidbaren Krankenhausinfektionen» auch Todesfälle zu beklagen (Ärzte Zeitung, 10. 04. 90).

Eß- und Trinkverbot

Die Forderung, nach Beginn regelmäßiger Wehen nichts mehr zu sich zu nehmen, war zu einer Zeit aktuell, als auch bei normalen Geburten häufig eine Anästhesie, manchmal sogar eine Vollnarkose gegeben wurde. War der Magen dann voll, konnte es zum Überlaufen von Magensaft und -inhalt in die Luftröhre kommen und eine schwer zu bekämpfende Lungenentzündung entstehen. Die unkomplizierte Geburt sollte jedoch kein Ereignis sein, bei dem frau von vornherein mit einer Narkose rechnet. Außerdem können ganz einfache Maßnahmen vor der Lungenentzündung schützen, wenn wirklich einmal mit vollem Magen ein Kaiserschnitt notwendig werden sollte: «Ein Schnapsglas voll Citrat» neutralisiert innerhalb von drei Minuten den Mageninhalt der Gebärenden (Ärzte Zeitung, 25. 1. 90).

Die Geburt ist von der Physiologie her mit einer schweren sportlichen Leistung zu vergleichen, bei der Grenzen und Pausen nicht durch die Sportlerin selbst, sondern durch natürliche Gegebenheiten festgesetzt werden wie z. B. bei einer Bergbesteigung. Keine Bergsteigerin würde sich ohne Getränk und Proviant in eine solche Situation hineinbegeben. Kleine Mengen traubenzuckerhaltiger Nahrung sowie ab und zu ein Schluck Flüssigkeit helfen am besten, eine körperliche Leistung über eine lange Zeitspanne zu erbringen. Die Gebärmutter, die ja zu diesem Zeitpunkt der größte Muskel im Körper der Gebärenden ist, braucht schnell resorbierbare Kohlenhydrate zu ihrer Dauerleistung. Fehlt dieser Nachschub, werden Reserven im Körper angegriffen, so daß saure Stoffwechselendprodukte entstehen. Das wirkt sich ungünstig auf den Stoffwechsel des Ungeborenen und der werdenden Mutter aus. Auch kann es aufgrund des Energiemangels zur sekundären Wehenschwäche kommen, die die Geburt verlängert.

Kalziumhaltige Nahrung (die ja meist auch eiweißreich ist) unter der Geburt fördert dagegen die Kontraktionskraft der Wehen und steigert die Schmerzschwelle, berichtet die Ernährungswissenschaftlerin Adelle Davis (Davis 1972). Die Kontraktionen kommen häufiger, werden aber weniger schmerzhaft empfunden.

Wenn Frauen unter der Geburt trinken und essen dürfen, entfällt auch der Glukosetropf, der bei langwierigen Entbindungen intravenös Zucker zuführt. Diese Infusion hindert die Gebärende, sich zu bewegen, und erleichtert die Entscheidung für Wehen- und Schmerzmittel, da der intravenöse Zugang ja schon gelegt ist.

Dauerüberwachung mit der Cardiotokographie (CTG)

Das CTG gehört seit etwa 15 Jahren zum Kreißsaal wie früher das Holzstethoskop zur Hebamme. Dazu schreibt ein Gynäkologie-Professor und Hebammenlehrer: «Die Statistik der Hessischen Perinatalstudie zeigt, daß die Kardiotokographie sich einen festen Platz in der Geburtshilfe erobert hat und aus heutiger Sicht aus den Kreißsälen nicht mehr wegzudenken ist» (Die Hebamme 1/88). Die Analyse von 40 695 Geburten zeigt:
– bei 97,6 % der Frauen wird ein Aufnahme-CTG geschrieben
– bei 68,8 Prozent erfolgt eine Dauerüberwachung der kindlichen Herztöne, davon
– in fast 40 Prozent als internes CTG (dazu wird die Fruchtblase gesprengt, falls sie noch intakt war, und die Elektrode dem Kind in die Kopfschwarte gebohrt)
– nur 27,8 % gaben eine Intervall-Überwachung an. Nur bei 3,4 % wird kein CTG gemacht, dies sind die Frauen, die erst während der Preßwehen ins Krankenhaus kommen.

Dies bestätigt auch eine Umfrage, deren Ergebnisse in der Zeitschrift «Eltern» (1/89, S. 17) referiert wurde. Mehr als die Hälfte der Schwangeren wurden demnach gleich nach der Aufnahme an Geräte für eine Dauerüberwachung angeschlossen. Oft wurde für die Herztonaufzeichnung des Babys schon zu Beginn der Entbindung die Fruchtblase geöffnet, um die Elektrode am Kopf des Ungeborenen befestigen zu können. Herumlaufen und Entspannen außerhalb des Bettes waren nach dieser Verkabelung nicht mehr möglich. Die International Childbirth Education Association Inc. aus Minneapolis/Minnesota (USA) hat nach der Auswertung zahlreicher Studien und Geburtsberichte Zweifel an der diagnostischen Sicherheit des CTG geäußert (ICEA News 1981). Auffälligkeiten der kindlichen Herzaktionen können nämlich auch durch den normalen Streß der Geburt auftreten und erfordern nicht immer ein sofortiges Eingreifen. CTG-Diagnosen erwiesen sich je nach Erfahrung des Interpreten in 20 bis 80 Prozent als falsch positiv befundet, wenn sie mit dem Apgar-Wert des Neugeborenen verglichen wurden (d. h., das CTG zeigte Auffälligkeiten, die als schlechter Zustand des Kindes angenommen wurden. Dieser hatte in Wirklichkeit aller Wahrscheinlichkeit nach aber nicht bestanden).

Auch die Perinatalgruppe der WHO folgert aus ihren Untersuchungen, daß das Dauer-CTG bei einer normal verlaufenden Geburt dem Abhören mit dem Stethoskop keineswegs überlegen ist. Die Sterblichkeit und die Rate an geburtsbedingten Erkrankungen und Behinderungen bei gesunden Müttern und Kindern sowie die Apgar-Werte der Babys waren ohne und mit CTG-Überwachung gleich – nur stieg die Kaiserschnittrate im Kollektiv der elektronisch Überwachten auf mindestens das Doppelte. Ein mir bekannter Arzt, der jahrelang klinisch und in der Hausgeburtshilfe tätig war, spricht sogar von «Zehntausenden unnötiger Kaiserschnitte, die uns das CTG bescherte».

In diese Richtung denken recht viele Ärztinnen und Ärzte. Die Konsequenz ist jedoch nicht, das CTG nur selektiv bei Risiko-Schwangeren anzuwenden, sondern noch mehr Technologie einzusetzen, die wiederum die Gültigkeit des CTGs überprüfen soll. Die technische Überwachung unterstützt zudem die Abwertung der Hebamme gegenüber den Ärzten: Sie wird noch mehr von ihrer auch menschlich-mütterlichen Funktion («Wehmutter», wie frau früher sagte) in die der medizinisch-technischen Assistentin umfunktioniert.

Da das an der Bauchdecke angebrachte CTG wegen der vielen falsch-positiven Störsignale, aber auch der Unbeweglichkeit der Gebärenden auf Kritik stieß, wird seit einigen Jahren fast bei jeder zweiten Kreißenden das Telemetrie-Verfahren mit internem CTG eingesetzt. Die Gebärende kann sich damit innerhalb eines Umkreises von etwa 500 m relativ frei bewegen. Die aufgezeichneten CTG-Kurven erscheinen auf einem Bildschirm im Kreißsaal. Bei Auffälligkeiten wird die Frau angefunkt, zur genaueren Untersuchung in den Kreißsaal zu kommen. Dieses auf den ersten Blick optimale Überwachungsverfahren hat jedoch Nachteile:

Zum Anbringen der Kopfschwartenelektrode muß die Fruchtblase gesprengt werden. Dies nimmt dem kindlichen Kopf das «Wasserkissen», das die Wehen dämpft, und fördert so Hirnschäden. Dem Kind wird eine Verletzung zugefügt, die es wahrscheinlich als schmerzhaft empfindet. Die meisten Kinder zeigen nämlich dabei Fluchtreaktionen oder Streß durch Herztonveränderungen an. Dies wird durch Verwechslung von Ursache und Wirkung dann mit «Wie gut, daß wir das interne CTG ableiten, sonst hätten wir diese Veränderungen gar nicht bemerkt!» interpretiert.

Ferner kann das Anbringen der Kopfelektrode eine Reihe von medizinischen Komplikationen nach sich ziehen:

a) beim Kind unter der Geburt
– Abszeß (= Eiteransammlung durch Infektion) in der Kopfhaut an der Einstichstelle (laut ICEA 1981 in 0,3 bis 5,4 % der Fälle)
– Aufreißen der Kopfhaut und andere Verletzungen (da das Kind sich instinktiv wegdreht), Bluterguß
– fetaler Distress (Herztöne verschlechtern sich), damit steigt wiederum die Wahrscheinlichkeit einer operativen Entbindung
– durch die Fruchtblasensprengung steigt die Wahrscheinlichkeit einer Infektion der Eihäute.

b) bei der Mutter
– Infektion der Gebärmutter nach der Geburt
– versehentliches Durchstoßen der Gebärmutter
– die Wehen werden durch den Wegfall des Wasserkissens als wesentlich stärker empfunden, so daß der Griff zum Schmerzmittel naheliegt. Diese beeinflussen wiederum das Ungeborene und den weiteren Verlauf der Geburt.

Bewegungsmöglichkeiten während der Geburt

In nur wenigen Krankenhäusern kann die Gebärende die Geburtsposition wirklich frei wählen. Erzählungen, Filme und Zeitschriften, in denen eine Geburt geschildert wird, greifen wie selbstverständlich auf das Bild der im Klinikbett liegenden Gebärenden zurück. Dies ist auch realistisch, da ja bei 70 Prozent der Frauen ein Dauer-CTG geschrieben wird, bei dem sie ruhig liegen müssen. Auch gynäkologische Untersuchungen, Ultraschall, Einlauf oder Spritzen machen das Liegen erforderlich. Beim Liegen jedoch drückt die Gebärmutter auf ihre Hauptschlagader und senkt so den mütterlichen Blutdruck, was die Sauerstoffversorgung des Babys vermindert. Das Becken ist weniger beweglich, der Geburtsweg verschmälert. Die Kontraktionen sind schwächer, werden aber durch den Druck des Uterus auf die Wirbelsäule stärker empfunden. Die Folge ist ein verlängerter Geburtsprozeß, bei dem das Kind schlecht mit Sauerstoff versorgt wird. Ein erfahrener Geburtshelfer gab zu bedenken, daß durch die liegende Geburtsstellung, die gegen die Schwerkraft arbeitet, eine Kraft verlorengeht, die mit der einer Saugglocke zu vergleichen sei.
Für eine aufrechte Stellung bei der Geburt spricht auch, daß sie den

körperlichen Beistand des Partners erfordert. Frau stützt sich auf ihn, schlingt die Arme um ihn oder hängt sich an seinen Hals. Die Umarmung wird tröstlich empfunden, fördert zusätzlich die Entspannung und das Vorangehen der Geburt.

Auch in Krankenhäusern, in denen in der Eröffnungsphase nur in Abständen ein CTG geschrieben wird und die Gebärenden ansonsten herumlaufen können, werden sie, sobald der Muttermund vollständig eröffnet ist, auf ein Kreißbett gelagert. Ärzte und Klinikhebammen sind gewohnt, die Frau so zu entbinden. Das krankhaft Veränderte wird auch hier zur Norm, man nimmt an, daß die Gebärende das Kind nicht allein herausschieben kann, daß ein Schnitt gemacht werden muß, daß eine Saugglocke oder ein Pudendusblock notwendig wird.

Besonders die zweite Phase der Geburt, die bezeichnenderweise «Austreibungsphase» oder «Preßperiode» genannt wird, wird nach Ansicht einiger Ärztinnen und Hebammen vollkommen verkannt: Ein Kind könne niemals ‹herausgepreßt› werden, das wäre nur mit einer weichen, formlosen Masse möglich. Es sei vielmehr das geburtsaktive Kind, das sich mit den Füßen an der Gebärmutterwand abstößt und sich so durch den Geburtskanal vorwärtsarbeitet. Wehen hätten den Sinn, dem Kind für sein Abstoßen einen harten Widerstand zu bieten. So erreiche das Kind sozusagen von selber, ohne Pressen der Mutter, sein Ziel, wenn es nicht durch z. B. eine liegende Geburtsposition und Medikamente daran gehindert wird.

In den wenigen Kliniken, die einen Gebärstuhl oder eine Matte für die Austreibungsphase angeschafft haben, um den Frauen eine aufrechte Stellung zu ermöglichen, wissen Hebammen und Ärzte zuwenig Bescheid, wie sie den Gebärenden in einer für sie ungewohnten Stellung helfen können. Schmerzmittel, Anästhesien und CTG stehen einer aufrechten Gebärhaltung im Wege. Dammschnitt und Pudendusblock sind kaum auszuführen. Personen, die als lernende Zuschauer an der Geburt teilnehmen, sehen fast nichts. Die Position ist außerdem sehr personalintensiv, da die Frau gestützt werden muß. Die Hebamme darf sich nicht von der Gebärenden wegrühren, schon weil das Kind sonst auf den Boden fallen könnte. Dies erfordert einen anderen Personalschlüssel im Krankenhaus, als er derzeit gegeben ist.

Mangelnder Geburtsfortschritt, «Wehenschwäche» und immer noch geltende Normen für die Geburtsdauer – sie variieren je nach Klinik zwischen acht und sechzehn Stunden für Erstgebärende und vier bis acht Stunden für Mehrgebärende, abhängig von Dienstplan und Personalschlüssel – führen für etwa jede dritte Frau zu Wehenmitteln.

Auch bei Überschreiten des errechneten Geburtstermins um mehr als zehn Tage wird die Geburt je nach Muttermundsbefund mit den Hormonen Oxytocin – als intravenöse Infusion – oder Prostaglandin (als Scheidenzäpfchen, Gel oder Tabletten) eingeleitet. Daß diese rein rechnerisch begründete Einleitung – wenn sie nicht aufgrund von Sauerstoffmangelanzeichen des Ungeborenen geschieht – den meisten Kindern schadet, beweist unfreiwillig eine Studie von Dr. Cucco aus Chicago, Illinois (Am J Obstet Gynecol 1989, S. 916 ff). Bei seinen 379 Patientinnen, die rechnerisch in der 42. bis 44. Woche schwanger waren, wurde in 76 Prozent der Fälle das Wehenmittel Oxytocin gegeben. Zwei Kinder, die als Ungeborene völlig unauffällig gewesen waren, starben unter der Geburt. In einem hohen Prozentsatz der Fälle wurde ein krankhaft verändertes CTG unter der eingeleiteten Geburt beobachtet, bei 17 Prozent grünes Fruchtwasser, ein ernstes Zeichen für Sauerstoffmangel. 15 Prozent der Kinder wiesen eine Minute nach der Geburt einen schwer beeinträchtigten Zustand auf, gekennzeichnet durch einen Apgar-Wert von 6 und darunter. Als auffällig schildert der Autor die trotz Wehenmittel lange Geburtsdauer, die er auf die Unreife des Muttermundes bei den meisten Frauen zurückführt. Statt die Ergebnisse daraufhin zu überdenken, ob in dieser Gruppe die meisten Ungeborenen und Schwangeren vielleicht wirklich noch nicht «reif» für die Geburt waren – das kann psychische und hormonelle Ursachen haben –, fordert der Gynäkologe eine noch frühere Geburtseinleitung nach Überschreitung des errechneten Termins.

Während der Oxytocin-Tropf je nach Wirkweise gesteuert oder abgehängt werden kann, ist eine Beeinflussung des Prostaglandin-Effekts nicht mehr möglich, wenn das Präparat erst einmal im Körper verschwunden ist. Der Vorteil des letzteren liegt darin, daß die Gebärende nicht an einen Infusionsständer gefesselt ist und das Prostaglandin-Gel den Muttermund reifen läßt, ihn weich macht. Es scheint also eher physiologisch zu wirken. Prostaglandine können jedoch Nebenwirkungen am Herz-Kreislauf-System und den Bronchien hervorrufen. Herzrasen, Herzrhythmusstörungen, Asthma, Blutdruckabfall, Zittern und Schweißausbrüche sind auslösbar.

Zu den unerwünschten Effekten zählt, daß die Blutversorgung des Uterus durch die künstlichen starken Kontraktionen vermindert wird. Das erhöht das Risiko eines kindlichen Sauerstoffmangels in der Gebärmutter und damit die Rate operativer Entbindungen. Daher wird meistens ein internes CTG abgeleitet, das den Streß für das Kind noch erhöht.

Da die Kontraktionen durch Wehenmittel meistens als sehr stark empfunden werden, nehmen Frauen häufiger Schmerzmittel, die sich negativ auf das Befinden des Ungeborenen auswirken. Wesentlich häufiger wird nach künstlicher Wehenstimulation auch eine Periduralanästhesie gelegt – sei es um Schmerzen auszuschalten oder die Sauerstoffzufuhr zum Kind zu verbessern. Dieser Eingriff erhöht wiederum die Wahrscheinlichkeit einer Zangen- oder Saugglockengeburt von 5 auf 25 % (Ärzte Zeitung vom 7. 12. 89).

Schmerzmittel und Anästhesien

Das Verständnis der Ärzte, gebärende Frauen als Patientinnen anzusehen, drückt sich auch in der Schmerzerleichterung während der Geburt aus. Wenn die «Patientin» sichtlich unter dem Fortschritt der Geburt leidet, ist es selbstverständlich, ihr wie bei anderen «Beschwerden» Schmerzmittel zu geben. Wie aufgezeigt wurde, werden ja durch Klinikfaktoren wie Untersuchungen durch mehrere fremde Personen, Liegen, Sprengen der Fruchtblase, wehenfördernde Mittel, Anbringen des internen CTGs und unzureichende Nahrungszufuhr die Wehenschmerzen generell verstärkt. Da im Krankenhaus eine Palette zur Schmerzbekämpfung verfügbar ist, wird sie häufig auch ohne viel Nachdenken angewandt.

Die Frau, die den Geburtsschmerz als etwas Positives akzeptiert, als aktive Leistung ihres Körpers und nicht als etwas, das es zu bekämpfen gilt, ist dem Klinikpersonal suspekt. Es stimmt nicht mit ihrer Sichtweise überein, daß die Gebärende sich nicht als Patientin fühlt und selbst über ihren Körper und ihr Kind bestimmen will. So stehen solche Gebärenden in Kliniken oft abseits und fühlen sich ausgeschlossen. Andererseits muß auch erwähnt werden, daß etliche Frauen mit der passiven Einstellung «So, nun entbindet mich mal» in die Klinik kommen, was engagierte Hebammen und Ärztinnen natürlich ärgert.

Ärzte greifen auch zu Schmerzmitteln, weil sie sich sonst einfühlsam um die Gebärende kümmern müßten. Im Studium und in der Assistenzarztzeit lernt kein Medizin-Anwärter, sich um einen weinenden oder schreienden Menschen zu kümmern. Diese Situationen sind ihnen unheimlich, und sie fühlen sich unsicher. Was liegt dann näher als der so leicht gewordene Griff zur Nadel?

Gerade bei Frauen ist man(n) eine sehr große «Medikamenten-Toleranz» gewöhnt: Die meisten Frauen schlucken Abführmittel und Appetithemmer, weil sie nicht gelernt haben, ihren Körper zu lieben und ihm zu vertrauen. Sie nehmen oft mit Wissen ihrer Ärzte Kopfschmerztabletten, Schlafmittel und Antidepressiva, um die Symptome des Hausfrauensyndroms oder der Dreifachbelastung zu ertragen. Sie sind es, die die Pille nehmen müssen, da es Wissenschaftlern trotz jahrzehntelanger Anstrengung offenbar nicht gelungen ist, eine Pille für den Mann zu erfinden und sie auch an den Mann zu bringen. Wen wundert es da, daß Frauen auch während der Geburt ihres Kindes, die ja mit körperlichen Unannehmlichkeiten verbunden ist, geradezu zur Schmerzbekämpfung gedrängt werden? Daß Frauen in den Stunden ihres Lebens, in denen sie alle körperlichen und seelischen Kräfte brauchen und hellwach sein sollten, immer noch Tranquilizer angeboten bekommen?

Alle Medikamente und Anästhesien, die heute zur Geburtserleichterung gegeben werden, haben Nebenwirkungen, besonders auf das Kind. Während die Möglichkeiten zur Schmerzerleichterung in jedem Schwangeren-Ratgeber aufgeführt sind, werden ihre Nebenwirkungen oft verschwiegen. Ich stelle sie daher hier vor (® = eingetragenes Warenzeichen).

Schmerzmittel in der Eröffnungsphase

Die Mehrzahl der geburtshilflich angewandten Schmerzmittel sind künstlich hergestellte Morphin-Abkömmlinge. Charakteristisch ist ihr schmerzlindernder und atemhemmender Effekt, wobei letzterer über eine Dämpfung des Atemzentrums im Gehirn wirkt. Das wohl am häufigsten angewandte Pethidin (= Dolantin®) ist, was die Atemhemmung betrifft, durchaus mit seiner Ausgangssubstanz, dem Morphin, vergleichbar (Ludwig Stöcker, 1975, S. 4 und 5). Während der atmungsdämpfende Effekt bei einem gesunden Erwachsenen, der z. B. nach einer Operation für kurze Zeit ein Schmerzmittel braucht, vernachlässigt werden kann, muß er bei alten und kranken Menschen und ganz besonders beim geburtsaktiven Kind einbezogen werden.

Der wesentliche pharmakologische Unterschied zwischen Morphin und Pethidin ist, daß Morphin kontraktionserregend, Dolantin® dagegen krampflösend auf die glatte Muskulatur (z. B. der Gebärmutter) einwirkt. Dieser Effekt führt natürlich auch zur Wehenhemmung und Verlängerung der Geburt.

Weiterhin wird ein Zentrum im Gehirn negativ beeinflußt, das das Blutvolumen in den einzelnen Gefäßen reguliert, wenn der Mensch seine Haltung ändert. Steht jemand aus dem Liegen auf, «versackt» das Blut in den Beinen, der Blutdruck sinkt etwas ab. Normalerweise wird einem aber trotzdem nicht schwarz vor den Augen, d. h., die Gehirndurchblutung wird aufrechterhalten, weil das Herz als Ausgleich schneller schlägt. Nach Pethidin-Gabe ist dieser Reflex gehemmt, der Patientin wird beim Aufstehen schwummerig. Die Folge ist, daß sie lieber liegen bleiben möchte, was, wie wir gesehen haben, den Geburtsprozeß behindert.

Außerdem erzeugen die Morphin-Abkömmlinge Übelkeit, wogegen nun wieder ein anderes Medikament gegeben werden muß. Eindringlich zeigen der Arzt Garth McClure und seine Mitarbeiter die Gefahren des Pethidins für das Ungeborene auf. Die Substanz durchdringt die Plazentaschranke und gelangt zum Kind, bei dem die Nebenwirkungen durch sein weit geringes Körpergewicht potenziert auftreten können. Der größte atemdämpfende Effekt werde gesehen, wenn das Baby etwa zwei Stunden nach Gabe des Medikaments geboren wird. Die Verstoffwechselung und Ausscheidung dieser Substanz erfolgt beim Baby sehr langsam und kann das Saugen und Trinken nachteilig beeinflussen. Dieser Effekt dauere bis zu 48 Stunden nach der Geburt an und beeinflußt somit die Mutter-Kind-Bindung negativ (McClure u. a., 1988, S. 27).

Zusätzlich finden Tranquilizer wie Benzodiazepinderivate (etwa Valium®, Librium®) häufig Anwendung in der Geburtshilfe (Stegner, 1980, S. 260). Durch sie bildet sich ein Zustand aus, den die meisten Frauen wohl nicht als ideal für eine so wichtige Sache wie ihre Geburtsleistung ansehen: «. . . bei Gabe von anxiolytischen (= angstlösenden, beruhigenden, d. A.) Dosen sind höhere geistige Funktionen in Mitleidenschaft gezogen. Alertheit und Initiative nehmen ab, es bilden sich eine Gleichgültigkeit und Wurschtigkeit aus.

Die Persönlichkeit wird eingeengt, der Mensch ist geistig nicht voll leistungsfähig. Das Reaktionsvermögen ist beeinträchtigt, was sich auch auf mechanische Tätigkeiten auswirken kann» (Kuschinsky/ Lüllmann, 1978, S. 247 ff). Auch Benzodiazepine gehen während der Geburt auf das Ungeborene über und können seine Atembemühungen durch eine zentral verursachte Muskelentspannung hemmen.

Und diese Schmerzmittel werden im allgemeinen bereits zu Beginn der Eröffnungsperiode eingesetzt (vgl. Stegner 1980, S. 260). In einem Anästhesie-Lehrbuch wird Dolantin® 50 mg intramuskulär «nicht öfter als 2mal alle drei Stunden» empfohlen (vgl. Stöker 1975, S. 169), so daß gerade bei Erstgebärenden das Kind recht große Mengen schlucken muß.

Anästhesien für alle Phasen der Geburt

Das am weitesten verbreitete Verfahren ist die Periduralanästhesie. Sie scheint optimal, da Schmerzen ausgeschaltet werden, die geistigen Fähigkeiten aber erhalten bleiben. Über einen Katheter können immer wieder Medikamente nachinjiziert werden, so daß die «Peridurale» sogar für einen eventuell notwendigen Kaiserschnitt genügt. Der Einsatz dieser Leitungsanästhesie, die für sich ein Maximum an Körperentfremdung in Anspruch nehmen kann, hat jedoch verschiedene Konsequenzen: «Sie bedeutet die Entscheidung für eine von Anfang an medizinisch geführte Geburt» (Stoppard 1986, S. 197). Wenn der Katheter plaziert ist, muß die Patientin im Bett bleiben. Sonst droht die Gefahr, daß der Katheter verrutscht oder daß die Gebärende ohnmächtig wird, denn die häufigste Komplikation der Periduralanästhesie ist der Blutdruckabfall. Er kann bei schon vorher erniedrigtem Blutdruck zu ernsten Störungen der Kreislaufregulation und zur Verminderung der Durchblutung von Plazenta und Gebärmutter führen (vgl. Stegner 1980, S. 263). Wird der Katheter (und damit das Lokalanästhetikum) falsch plaziert, kann es zur Zwerchfelllähmung, Muskellähmung in der unteren Körperhälfte und damit zur Verminderung der Wehenkräfte kommen (vgl. McClure u. a., 1988, S. 27).

Der Einsatz der Periduralanästhesie bedeutet sehr häufig auch ein

«Ja» zur operativen vaginalen Entbindung. Weil die Mutter keinen Preßdrang verspürt und sich der kindliche Kopf durch die entspannte Muskulatur im Geburtskanal oft nicht richtig einstellt, muß die Geburt in bis zu 70% der Fälle mit Zange oder Saugglocke beendet werden (Wilberg 1981, S. 100).

Je nach Medikament, das durch den Peridural-Katheter fließt, werden Mutter und Kind beeinflußt. Wird Pethidin verwendet, drohen die oben aufgeführten Nebenwirkungen, besonders die Atemdämpfung des Neugeborenen. Aber auch bei anderen Substanzen wie Mepivacain (Carbostesin®, ein Lokalanästhetikum) treten Nebenwirkungen auf: etwa eine hemmende Wirkung auf das Herz, die bis zum Herzstillstand führen kann, oder allergische Reaktionen (vgl. Kuschinsky 1978, S. 188–190). Ein amerikanischer Gynäkologe betonte daher bereits in den 60er Jahren, daß die Periduralanästhesie wegen ihrer möglichen Gefahren nicht routinemäßig angewandt werden sollte. Erstens sei die notwendige kontinuierliche Überwachung durch darin erfahrenes Personal schwierig zu bewerkstelligen, zweitens brauchten viele Frauen diese Menge an Anästhesie nicht. Die Periduralanästhesie sei nur von besonderem Wert für Frauen, die an Herz- oder Lungenerkrankungen leiden, Stoffwechselstörungen wie Diabetes haben oder bei Frühgeburten (Willson 1969, S. 10).

Und hier noch eine Studie, die die bisher angenommene absolute Sicherheit der Periduralanästhesie in arge Zweifel stellt: Ein Düsseldorfer Anästhesist und Privatdozent hat die in der Literatur veröffentlichten, bislang ungeklärten tödlichen Zwischenfälle untersucht, die unter dieser Schmerzausschaltung auftraten. Er stellte fest, daß es sich um junge, völlig gesunde Patienten ohne jedes Narkoserisiko handelte, die zudem lückenlos überwacht worden waren. Innerhalb von 100 Sekunden nach der Injektion des Morphin-Abkömmlings in den Periduralraum kam es zu einem kompletten Kreislaufkollaps mit starkem Blutdruckabfall und Verminderung des Herzschlags. Wird in dieser Notfallsituation nicht sofort ein bestimmtes, den Herz-Kreislauf belebendes Medikament (Adrenalin) gespritzt, kann es zum Tod des Patienten kommen (Ärzte Zeitung, 12. 1. 90).

Anästhesie in der Austreibungsphase

Der Pudendusblock ist dabei das am häufigsten eingesetzte Verfahren. Diese Schmerzausschaltung im unteren Drittel der Scheide, den Schamlippen und dem Dammbereich und der noch öfter gesetzte Dammschnitt stehen in Wechselbeziehung zueinander: Das Gewebe wird durch das Lokalanästhetikum aufgequollen und unelastisch, so daß ein Dammschnitt unumgänglich ist. Wird in einer Klinik routinemäßig geschnitten, ist der Pudendusblock auch gängig, um sich für das Nähen eine zusätzliche Anästhesie zu sparen.

Gegen den Pudendusblock spricht hauptsächlich, daß er bei einer nichtoperativen vaginalen Geburt unnötig ist und einen Dammschnitt bedingt, der seinerseits die Frau noch lange belastet.

Dammschnitt

Die meisten Klinikärzte und -hebammen bejahen den Dammschnitt und führen ihn routinemäßig besonders bei Erstgebärenden aus. Er soll einer extremen Überdehnung des Beckenbodens vorbeugen und den Druck der Scheidenwände auf den kindlichen Kopf vermindern (vgl. Stegner 1980, S. 252). Ein Riß sei angeblich schlechter zu nähen und heile nicht so gut. Und bis heute heißt es oft: einmal Dammschnitt – immer Dammschnitt, da dieses Narbengewebe nicht so elastisch ist und leicht reißt. Nach Stoppard ist der Dammschnitt «die häufigste Operation in der westlichen Welt» (vgl. Stoppard 1986, S. 198 ff), was sicher auch mit der bei den meisten Frauen mangelnden Dammvorbereitung für die Geburt und mit der Geburtsposition zusammenhängt. Die Ärztin warnt: «... Beim Schneiden mit der Schere wird auch das Gewebe gequetscht. Das führt zu Blutergüssen, Schwellungen und einem langsamen Heilungsprozeß und ist Ursache für die Schmerzen und Beschwerden nach einem Dammschnitt» (ebd.).

Sie zitiert eine von Sheila Kitzinger durchgeführte Studie, in der 2000 Frauen mit Dammschnitt nach ihren Empfindungen befragt wurden.
Folgende Aussagen wurden dokumentiert:
– der Dammschnitt war schmerzhafter als ein Riß
– es war schwieriger, beim Halten des Babys eine bequeme Position zu finden

– die Schmerzen störten beim Stillen
– nach einem Dammschnitt waren Schmerzen und Beschwerden beim Geschlechtsverkehr häufiger, selbst noch drei Monate nach der Geburt
– zwei Drittel der Frauen hatten während der Schwangerschaft die Möglichkeit eines Dammschnitts (und wie sie ihn vermeiden könnten) nie mit dem Arzt besprochen. Einige hatten es ohne Erfolg versucht
– bei ungefähr der Hälfte der Frauen war ein Dammschnitt vorgenommen worden, bevor der Damm ausreichend gedehnt war
– mehr als die Hälfte der Frauen war nicht angewiesen worden, die Scheiden- und Beckenmuskulatur zu entspannen, sondern statt dessen aufgefordert worden zu pressen, was den Schnitt notwendiger machte
– etwa einem Viertel der Frauen war nicht gesagt worden, das Pressen einzustellen, während der Kopf geboren wurde, um der Scheide die Möglichkeit zu geben, sich zu dehnen
– mehr als einem Drittel der Frauen wurde keine Begründung für den Dammschnitt gegeben.

Diese Ergebnisse können sicher auch auf die klinische Damm-schnitt-Praxis in der Bundesrepublik übertragen werden (s. u.). Die Perinatalgruppe der WHO stellt fest, daß nach wissenschaftlichen Ergebnissen die unerwünschten Nebenwirkungen (Schmerzen, sexuelle Probleme) des Einschnitts größer sein können als die des natürlichen Risses (WHO 1987, S. 104).

Bei der Hausgeburt können Sie sicher sein, daß die Hebamme nur schneidet, wenn es unumgänglich notwendig ist.

Dieser Wandel zu weniger Dammschnitten ist bei allen Ärztinnen und Hebammen zu bemerken, die nach der Kliniktätigkeit in die freie Praxis gehen. Sorgfältige und gründliche Überprüfungen der wissen-schaftlichen Literatur gelangen zu dem Schluß, daß lediglich eine Dammschnittrate von bis zu 20 Prozent wissenschaftlich gerechtfertigt sein kann. Nach der Umfrage einer Zeitschrift jedoch bekamen 65 Prozent der Frauen einen Dammschnitt, in fünf Prozent aller Kliniken wird er sogar generell bei jeder Frau gemacht (Eltern 1/89, S. 17). Hierbei kann angenommen werden kann, daß es sich bei den antwortenden Frauen schon um gut vorbereitete, einigermaßen selbstsichere Gebärende handelte, deren Wünsche die Klinikärzte eher respektierten. Die Zahlen sind also eher zu niedrig. Die Münchner Perinatal-Erhebung weist eine Dammschnitt-Quote von 75 % in den Kliniken auf. Die Hausgeburts-Statistik zeigt dagegen eine Rate von etwa fünf Prozent.

Zange oder Saugglocke
Eine vaginale operative Geburtsbeendigung wird bei etwa jeder elften Gebärenden durchgeführt. Ursachen sind heute meistens Wehenschwäche mit Geburtsstillstand bei eröffnetem Muttermund und falsche Einstellung des Kindes in der letzten Phase der Geburt. Wird das Baby dann nicht innerhalb einer festgesetzten Zeit geboren, greifen die Geburtshelfer zu Zange oder Saugglocke – häufig auch, wenn es dem Kind noch gutgeht und es vielleicht nur noch etwas Zeit brauchte.

Niemand weiß, wie hoch der Anteil der Geburtsstillstände und falschen kindlichen Einstellungen ist, die durch eine Beeinflussung der Geburt, etwa durch Schmerzmittel und Anästhesien (s. o.), entstanden sind. Für die Perinatal-Studiengruppe der WHO steht es außer Frage, daß gerade diese Medikamente die Rate operativer Entbindungen erhöhen, «weil die Frau nicht mehr imstande ist, ihr eigenes Kind zur Welt zu bringen, ohne daß irgend jemand es herauszieht oder heraushebt» (vgl. WHO 1987, S. 103).

Bei der Indikation für die Zange spielt die Anpassung an den Schichtwechsel des Personals sicher eine Rolle, ebenso die schematisierten Vorstellungen von der Länge der einzelnen Geburtsphasen. In der Bayerischen Perinatal-Erhebung sahen wir, daß die zweite Phase der Geburt zu Hause bei den meisten Frauen wesentlich länger dauert als in der Klinik. Die Hausgeburts-Hebammen bleiben sowieso bei der Gebärenden, ob die Austreibungsphase nun 20 Minuten oder eineinhalb Stunden dauert. Durch diese Einstellung sammeln sie auch mehr praktische Erfahrung, wie frau einen Geburtsstillstand oder Schwierigkeiten bei einer regelwidrigen Einstellung beseitigt. Oft hilft die Atmosphäre geduldigen Zuwartens schon, daß die Geburt wieder weitergeht.

Dies ist deshalb von Bedeutung, weil durch die Zange oder Saugglocke immer noch mehr Verletzungen bei Müttern und Babys entstehen als bei einer normal beendeten Geburt. Schon um das Gerät ansetzen zu können, ist ein großer Dammschnitt notwendig. 25,8 % der Mütter haben danach Komplikationen, also mehr als zweimal so viele wie nach normalen vaginalen Geburten (Bayerische Perinatalerhebung 1988).

Die Nachteile für das Kind sind auch erheblich. Bei der Vakuum-

extraktion (Saugglocke) trifft der starke Sog seinen von der Fruchtblase nicht mehr geschützten Kopf und kann zu Hirnschäden führen.
Auch die starke Beschleunigung, mit der das Kind durch Sog oder
Zange auf die Welt geholt wird – fünf Minuten statt 30 bis 60 Minuten –, wirkt in diesem Sinne (Kühnel 1989).

Kaiserschnitt
In diesem Zusammenhang interessiert nicht die absolute Zahl der
Kaiserschnitte, sondern nur die der ungeplanten, die als Noteingriffe
während der Geburt vorgenommen werden.

Wie oben erhebt sich die Frage: welche davon sind das Ergebnis
eines nicht den individuellen Verhältnissen angepaßten Geburts-
managements? Wieviel Prozent hätten abgewendet werden können,
wenn man nicht in den natürlichen Geburtsvorgang eingegriffen und
die Mutter durch nichtmedikamentöse Maßnahmen unterstützt hätte?
Beginnt die Suche nicht schon früher, bei der Schwangerenvorsorge, da
nach Meinung von einigen Ernährungswissenschaftlern und Psychologen der Grundstein für die meisten Geburtskomplikationen bereits
in der Schwangerschaft gelegt wird?

Denn ein Kaiserschnitt birgt immer noch größere Risiken für Mutter
und Kind. Dazu die Perinatal-Studiengruppe der WHO: «Zu den
Gefahren für die Frau gehört eine Mortalitätsrate von etwa 1 pro 1000
Kaiserschnitten (ein mindestens zehnfacher Anstieg der Mütter-
sterblichkeit bezogen auf alle Geburten). Einige der Müttersterbefälle
gehen natürlich auf die Geburtskomplikation zurück, derenthalben die
Operation durchgeführt wurde, doch es gibt Hinweise darauf, daß
mindestens die Hälfte der Todesfälle auf die Operation selbst zu-
rückgeht, u. a. auf Komplikationen bei der Narkose. Nach den Angaben der Krankenhäuser treten im allgemeinen mindestens bei einem
Drittel der Frauen mit Kaiserschnitt postoperative Infektionen auf»
(WHO 1987, S. 106). Dies bestätigt auch die Bayerische Perinatal-
Erhebung: von den 103 829 in den Münchner Kliniken 1988 registrierten Gebärenden starben zehn Frauen bei der Geburt, davon neun nach
einem geplanten Kaiserschnitt. Insgesamt waren etwa 9000 Kaiserschnitte geplant, das entspricht der oben erwähnten Müttersterblich-
keit von 1 auf 1000.

Die mütterliche Komplikationsrate betrug 1988 bei normalen
vaginalen Geburten 12,1%. Sie stieg nach geplantem Kaiserschnitt auf
16,7 %, nach einem Notkaiserschnitt auf fast 20 %.

Auch das Kind ist nach einem Kaiserschnitt einem erhöhten Risiko ausgesetzt. Eine typische schwere Komplikation ist das Atemnot-syndrom des Neugeborenen, da die «Massage» im Geburtskanal an-sonsten die Atmung stimuliert. Die Perinatalgruppe der WHO schätzt sogar, daß 15 bis 33 Prozent der Fälle von Atemnotsyndrom der Neugeborenen das Ergebnis einer nicht sachgerechten Geburtshilfe sind, die schließlich per Kaiserschnitt endete. Das Atemnotsyndrom war in der Bayerischen Perinatalerhebung dann auch das zweit-häufigste Risiko, das den Tod in der ersten Lebenswoche bedingte.

Auch wenn das Atemnotsyndrom «nur» dazu führt, daß das Kind auf die Neugeborenen-Intensivstation muß, ist es dort erheblicher Infek-tionsgefahr ausgesetzt, und es wird von der Mutter getrennt. Die Infektionsgefahr erwähne ich so häufig, weil sie im Krankenhaus zwar sowieso gegeben ist, das Neugeborene aber aufgrund seines Antikör-permangels und des Stresses, sich an die neuen Umweltbedingungen anzupassen, ganz besonders gefährdet ist. Es ist auf die Antikörper, die die Muttermilch der ersten Tage in besonders hoher Konzentration enthält, zwingend angewiesen. Gerade wenn das Kind auf die Intensivstation oder in die Kinderklinik gebracht wird, kann die Mutter jedoch nur unter großen Schwierigkeiten häufig stillen oder ihm die abgepumpte Milch bringen lassen.

Wochenstation

Auch auf der Wochenstation gelten Mütter und Kinder als Patienten und müssen sich dem dort vorgeschriebenen Lebensrhythmus unter-werfen. Während das Zusammenbleiben von Mutter und Kind zu-mindest tagsüber («rooming in») in immer mehr Kliniken gefördert wird, ist der Vater weiterhin von den ersten wichtigen Tagen ausge-schlossen. Das entspricht nicht der partnerschaftlichen Kinderer-ziehung, die heute von den meisten Paaren angestrebt wird. In den ersten Tagen, wenn die Erinnerung an die Geburt noch ganz frisch ist, ist die Bereitschaft des Vaters besonders groß, für das hilflose Kind sorgen zu wollen. Durch das Wochenbett im Krankenhaus befindet er sich auf Distanz zum Kind und in einem künstlichen Schonraum (wie die Mutter als Patientin in der Klinik teilweise auch). Der «Baby-schock» des nächtlichen Aufstehens, Herumtragens, des permanenten

Eingehens auf die Bedürfnisse trifft um so härter, wenn die Mutter samt Kind nach den fünf Kliniktagen nach Hause kommt.

Auch für Mutter und Kind ist «rooming in» nicht ideal. Durch den sanften Zwang, das Kind die ersten 24 Stunden und nachts ins Säuglingszimmer zu schaffen, wird die Mutter-Kind-Beziehung gestört und das Stillverlangen des Neugeborenen gehemmt. Auch wenn die Schwester verspricht, das Kind, wenn es hungrig ist, auch nachts zur Mutter zu tragen, ist dies bei dem heutigen Pflegeschlüssel kaum praktikabel. Und viele Säuglingsschwestern können es nicht lassen: aus dänischen Studien geht hervor, daß in Kliniken bis zu 80 Prozent der Neugeborenen zusätzlich mit Kuhmilch gefüttert werden, meist ohne Wissen der Mutter. Oft kam das erst heraus, nachdem bei dem «voll gestillten» Kind später eine Kuhmilchallergie auftrat (Ärzte Zeitung, 22. 10. 1989). Hilfe beim Stillen erhalten ohnehin nur wenige Mütter auf den Wochenstationen.

Die Kliniken scheinen sich in etlichen Fällen die Komplikationen selbst zu schaffen, die sie dann dank Räumlichkeiten, Geräten und Medikamenten behandeln können. Daß bei dem Ausmaß an Eingriffen in ein natürliches Geschehen trotzdem die meisten Geburten ohne Komplikationen ausgehen, könnte auch in dem Sinn gedeutet werden, daß eben viele Frauen dank ihrer Erziehung und ihres Geburtsverständnisses bei der Entbindung die sterile Atmosphäre brauchen, in der sie Patientinnen sind und von Autoritäten (Ärzten) vorgeschriebene Verhaltensweisen erfüllen müssen. Was die Norm ist, ist deswegen natürlich nicht im humanistischen Sinne richtig und gutzuheißen. Schon gar nicht, weil es echte Alternativen zur Geburt im Krankenhaus in der BRD nur bruchstückhaft gibt. Keine Kontrollinstanz wacht über die Qualität der klinischen Geburtshilfe.

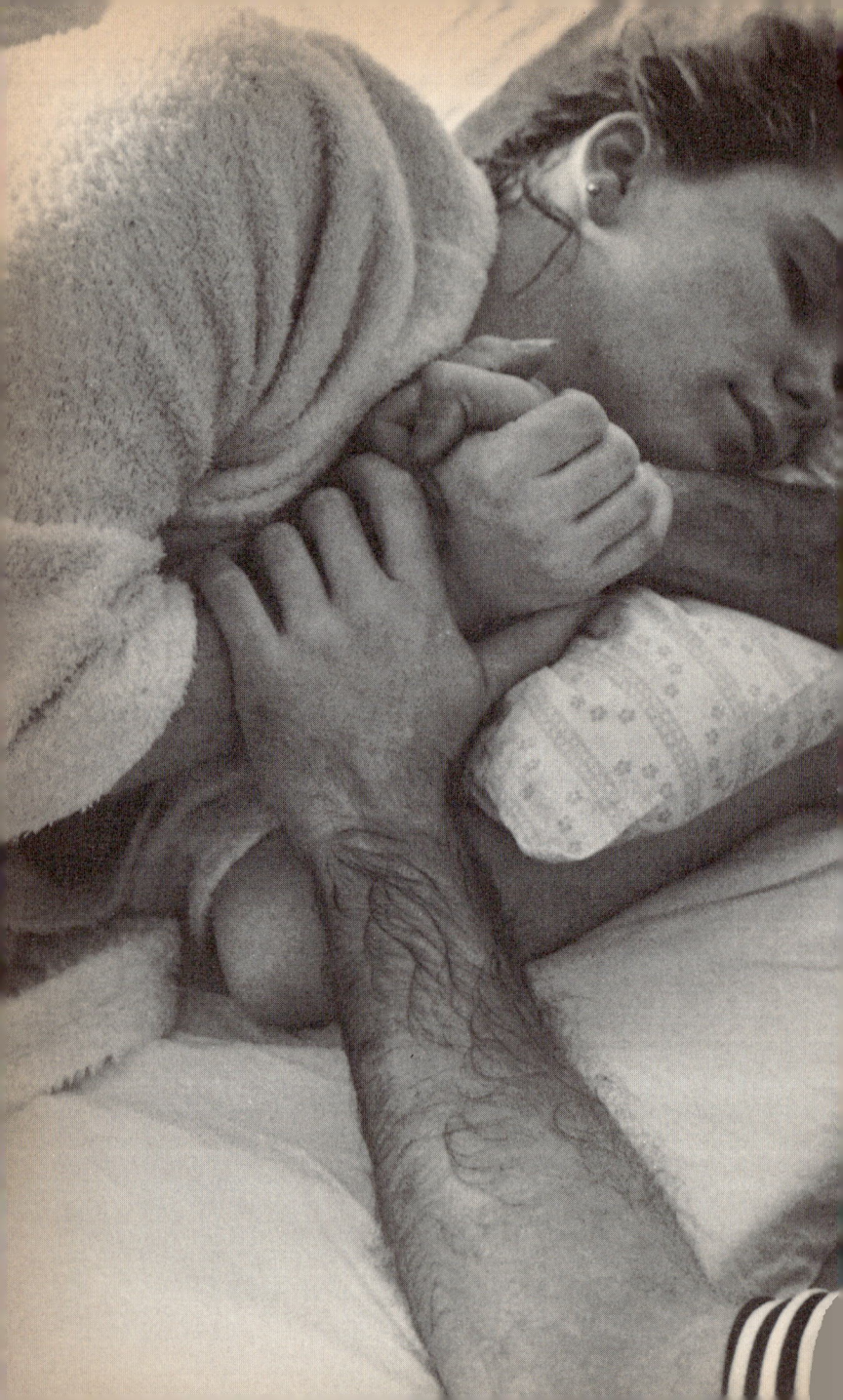

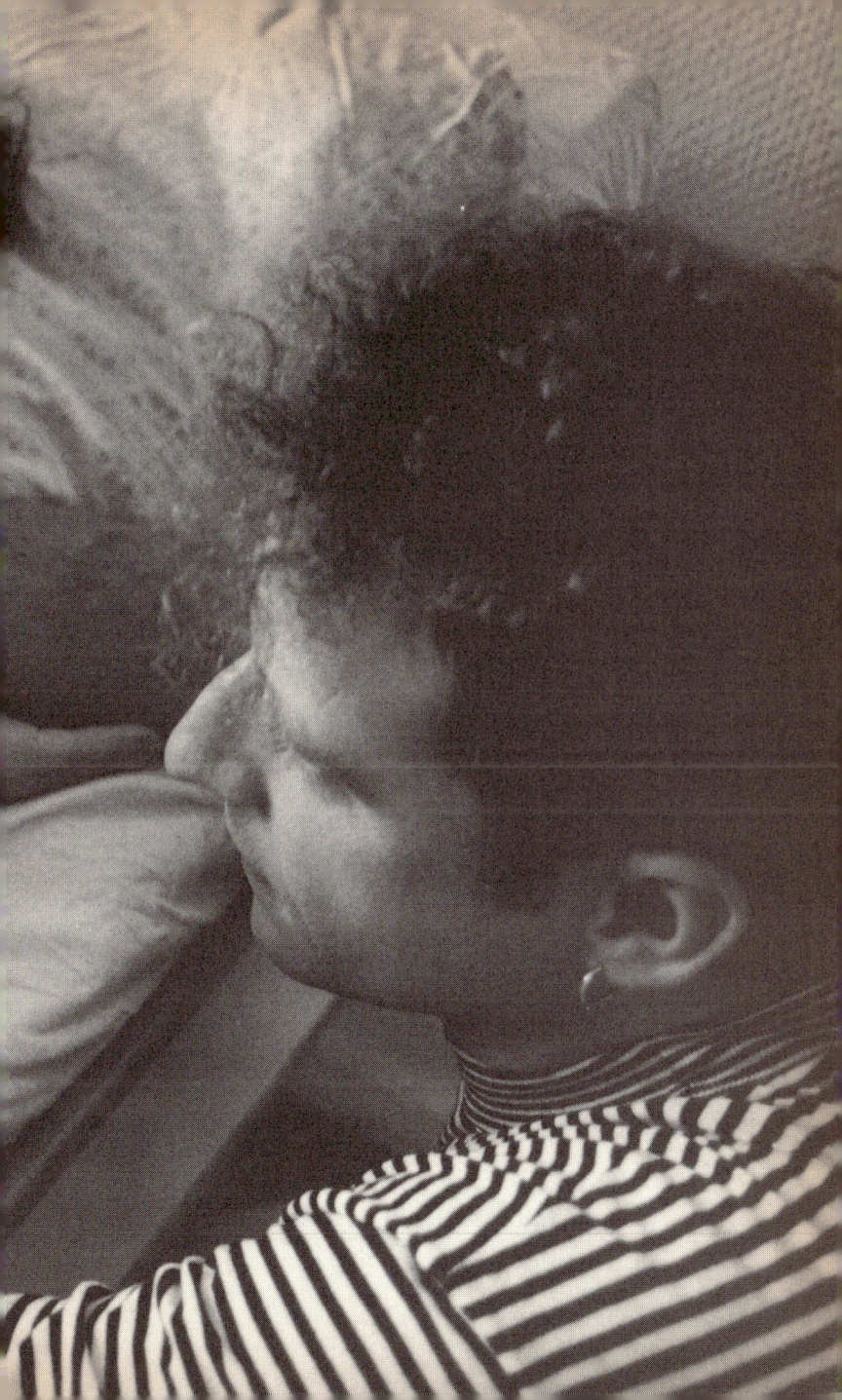

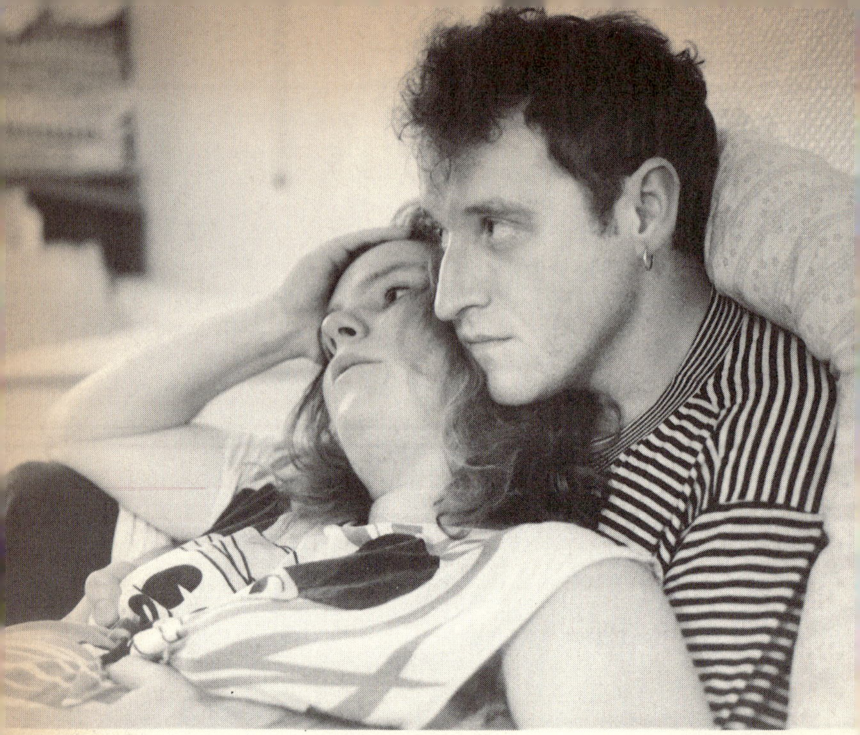

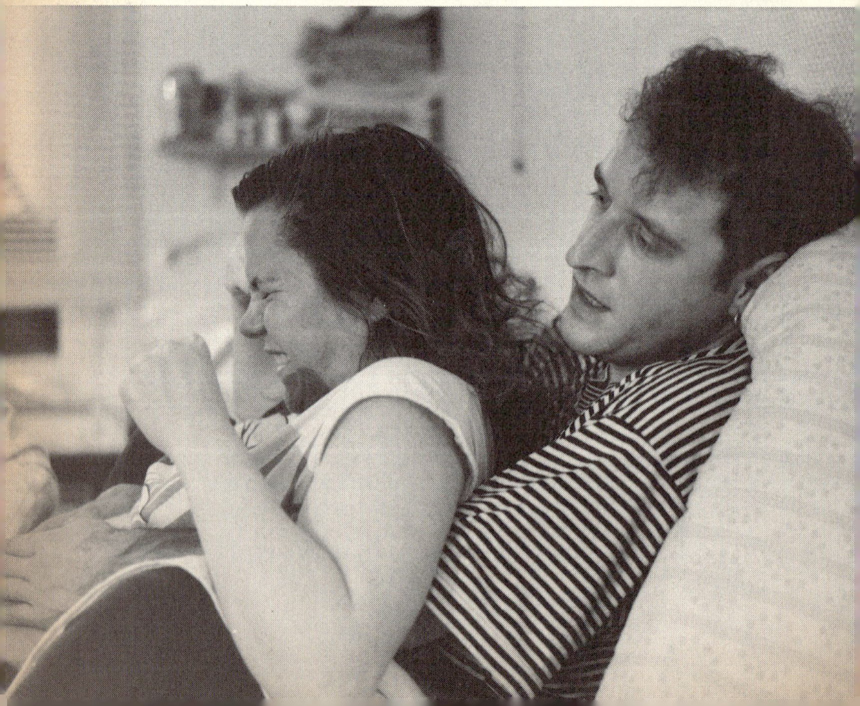

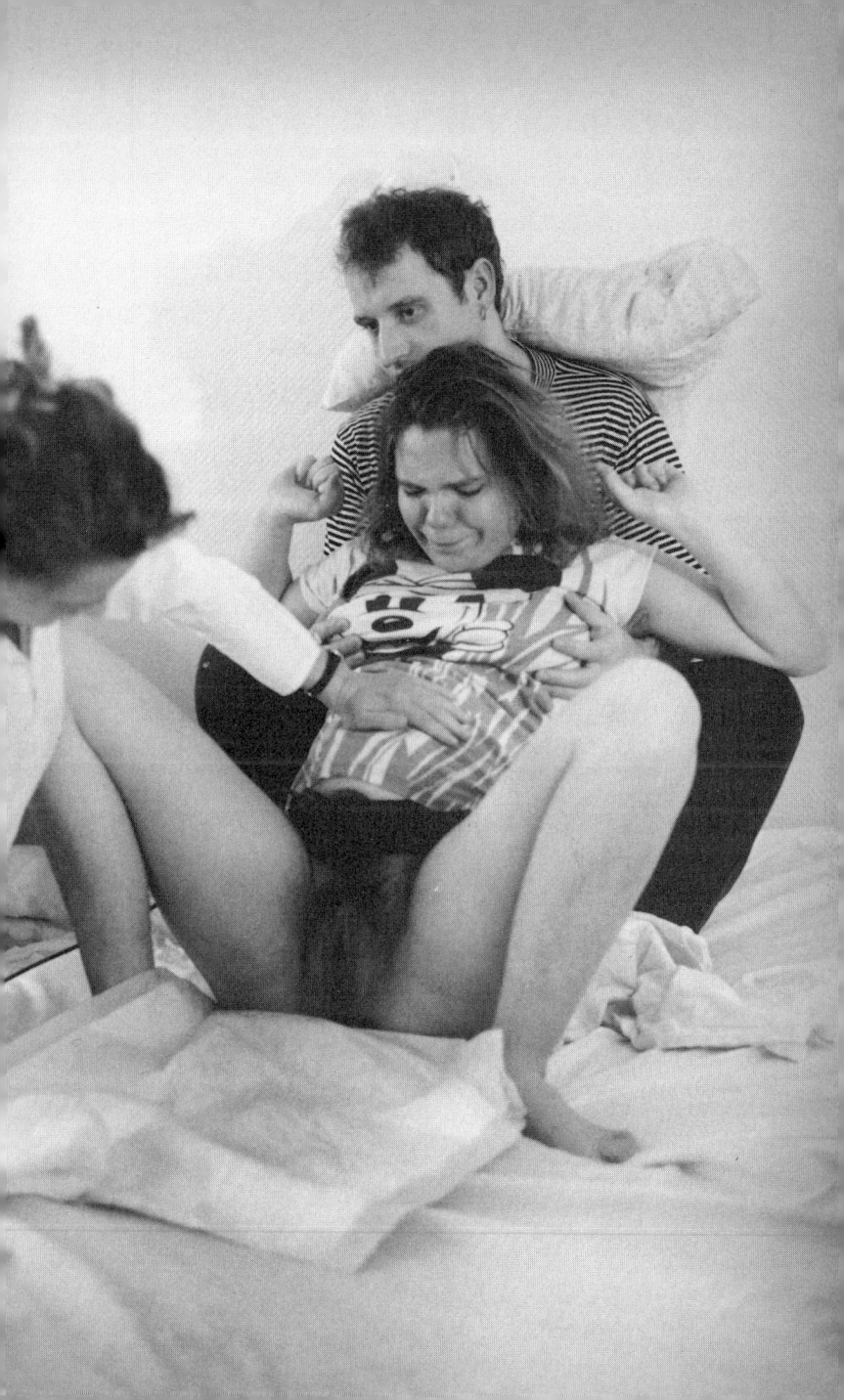

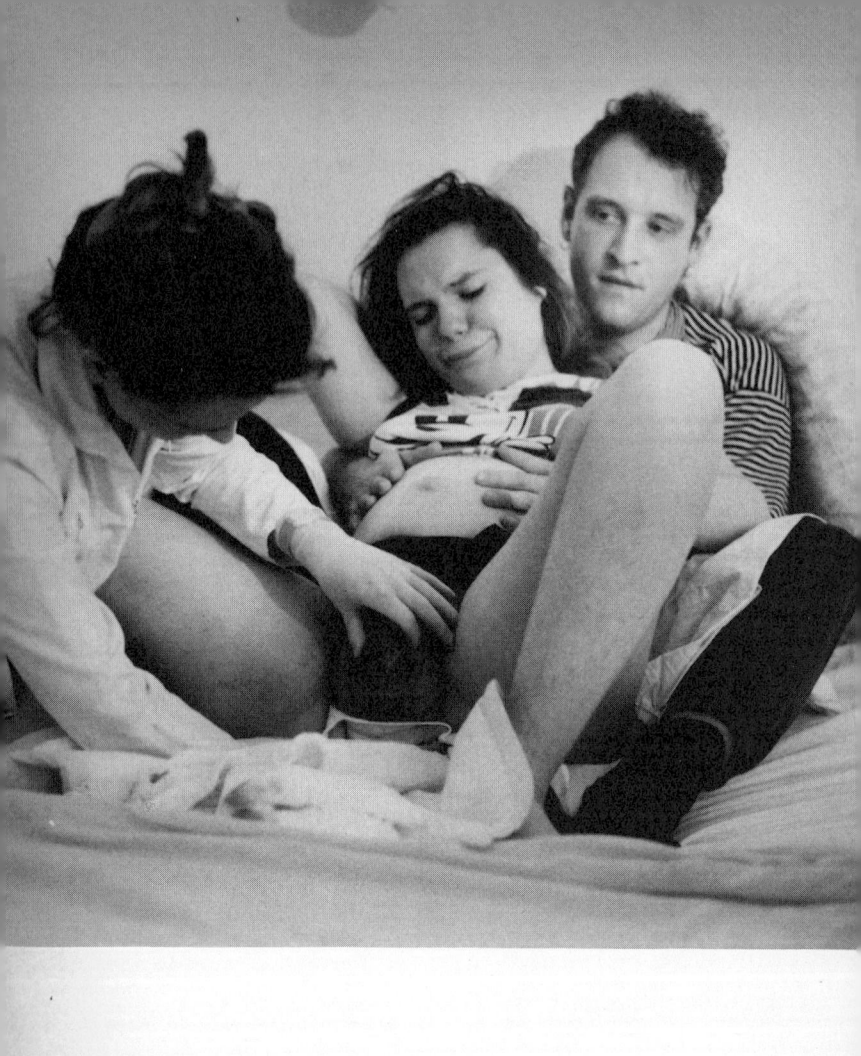

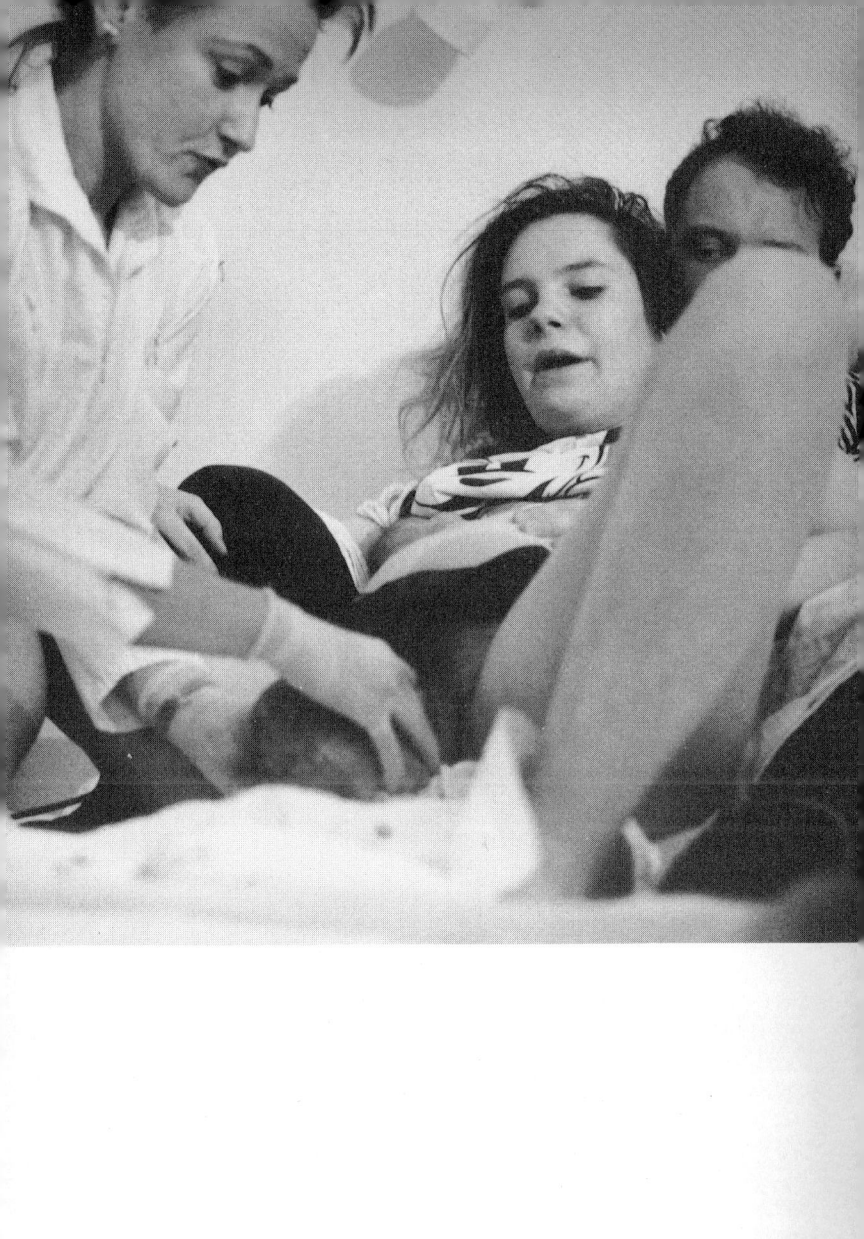

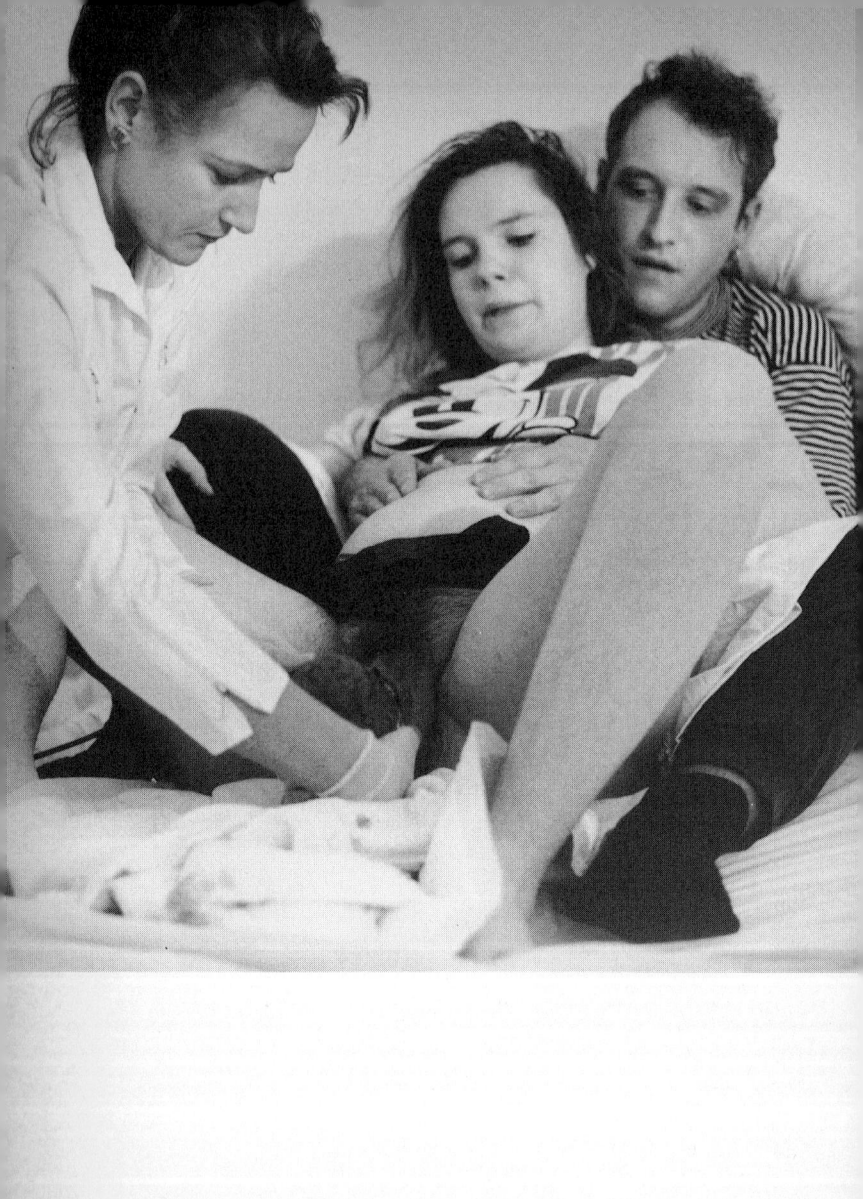

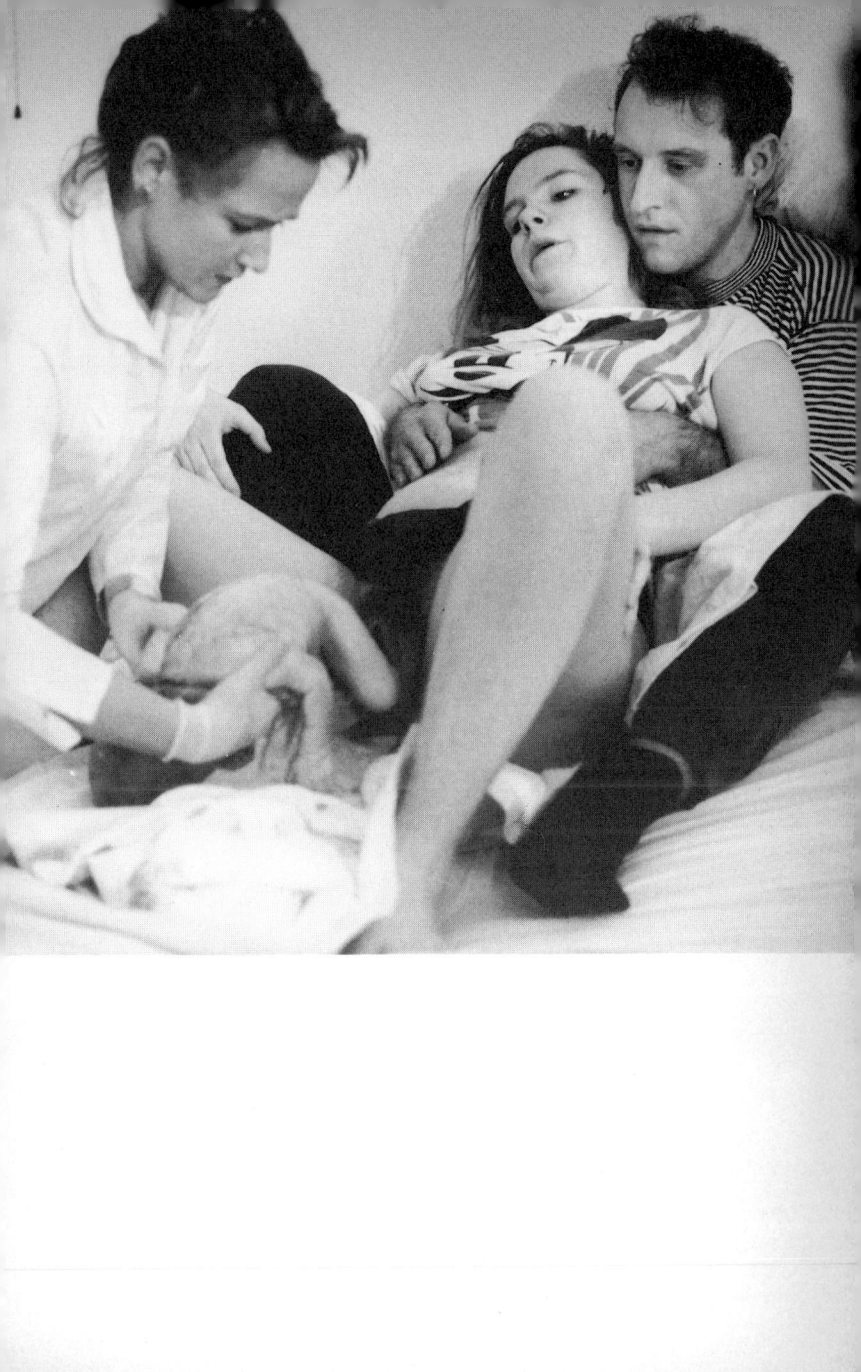

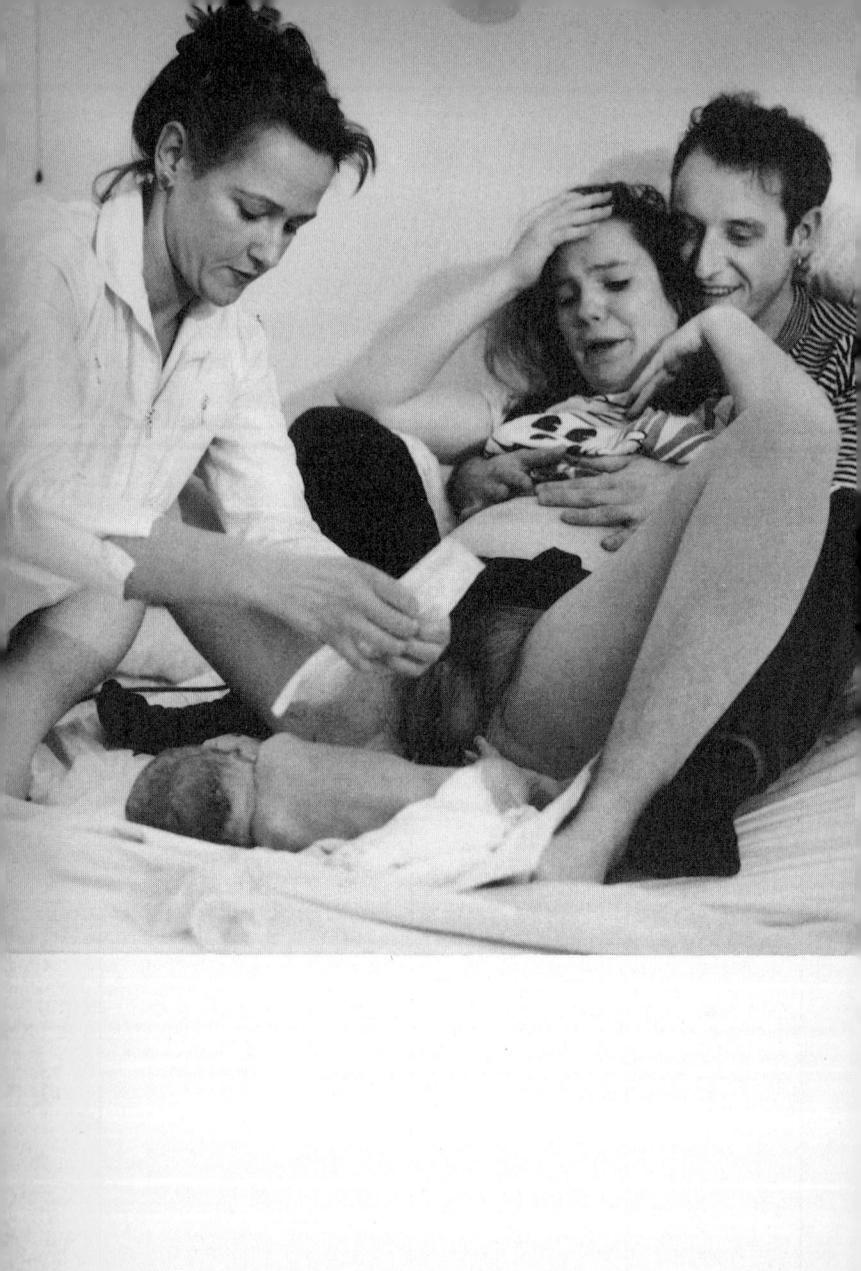

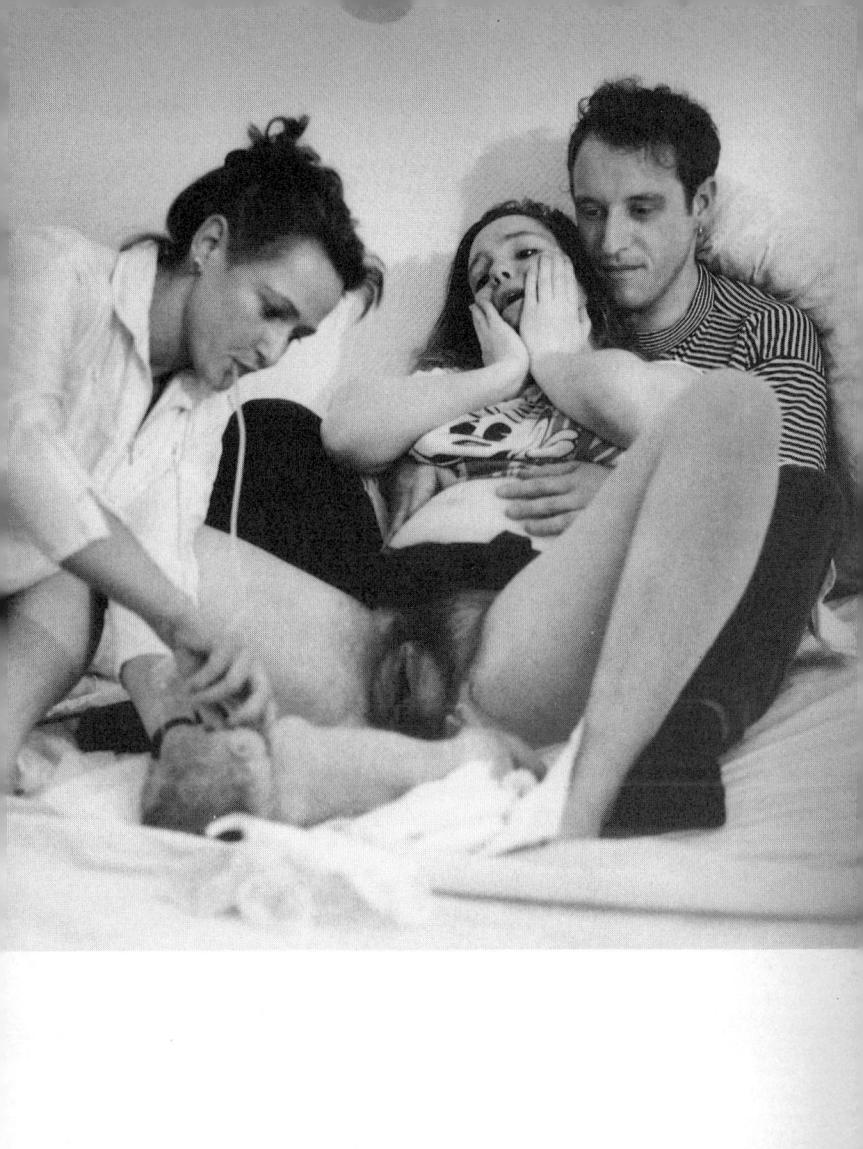

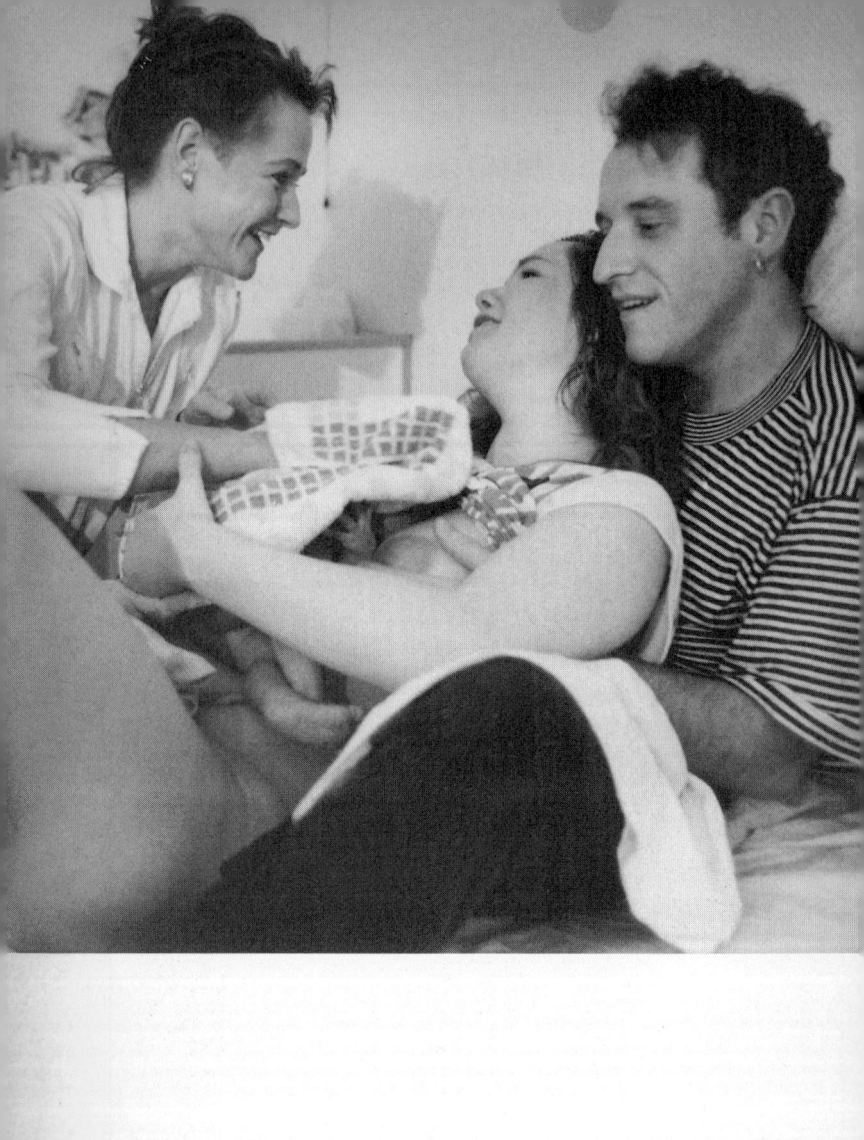

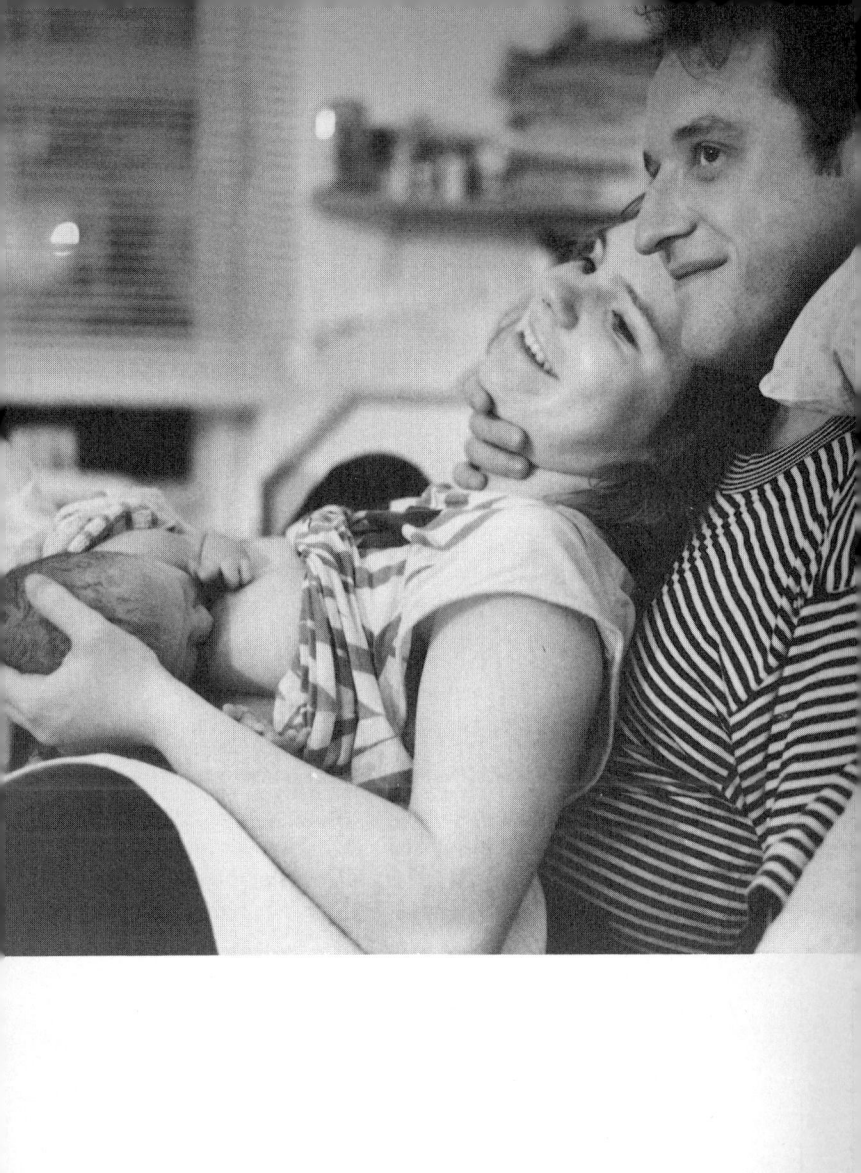

Kapitel 6

Die Rolle der Hebamme einst und jetzt

Hebammen besinnen sich auf ihre Aufgabe

Erzählt frau von ihrer Hausgeburt, fragen Interessierte spontan: «Was, kam denn der Arzt zu dir ins Haus?» Daß eine unkomplizierte Geburt sogar laut Gesetzgeber von einer Hebamme allein geleitet werden kann, ist den meisten unbekannt.

Die Hebammen haben jedoch ihr Schattendasein satt. Wie der Nationale Hebammenkongreß 1989 in Karlsruhe aufzeigte, scheinen im ganzen Land die Vertreterinnen dieses Berufsstandes aufmüpfig zu werden. Sie wollen im Geburtshilfe-Team gleichberechtigt sein, sich nicht mehr vom Kreißbett wegdrängen lassen und sich dafür einsetzen, daß gesunde Schwangere und normale Geburten vorrangig von ihnen, nicht mehr von Ärzten betreut werden. Die Reaktion der Ärzteschaft auf diese Bestrebungen kann sich jeder, der sich in der freien Marktwirtschaft auskennt, vorstellen. Der Bund freier Deutscher Hebammen und der Bund freiberuflicher Hebammen Deutschlands forderte gar, daß freiberufliche Hebammen bestimmte, in der Geburtshilfe sehr gebräuchliche Medikamente selbst verordnen dürfen (Ärzte Zeitung, 28. 8. 89). Staatssekretär Werner Chory vom Bundesgesundheitsministerium wies dies Ansinnen zurück, indem er sich auf ein Gutachten von Professor Dr. Wolfgang Künzel, Gynäkologieprofessor und Vorsitzender des Verbandes Deutscher Hebammenlehrer, berief. Aus Verantwortungsgründen dürften verschreibungspflichtige Medikamente weiterhin nur von Ärzten verordnet werden.

Maßen sich die Hebammen hier einen Eingriff auf ein Recht zu, das nur Ärzten zusteht? Ist dieses Recht begründet? Auf welchen Füßen steht das Dienstverhältnis zwischen Gynäkologen und Hebammen? Um die heutige Umbruchsituation zu verstehen, müssen wir einen Sprung in die Vergangenheit machen.

Hebamme – einer der angesehensten Frauenberufe

Bis zum Ausklang des 14. Jahrhunderts vereinte die Hebamme in ihrem Beruf den der Geburtsvorbereiterin, Gynäkologin, Geburtshelferin und Neugeborenen-Spezialistin. Ihr Wissen beschränkte sich nicht auf die Geburtshilfe bei normalen und erschwerten Geburten (kranke Gebärende, falsche Kindslage, sehr großes Kind, Frühgeburt). Sie machte in dem damals möglichen Sinne Vorsorge, indem sie die Schwangere zu Hause besuchte, sie abtastete, sie beriet und sich mit ihren häuslichen Verhältnissen vertraut machte. Sie führte «Nachsorgen» durch, half der Mutter bei Stillschwierigkeiten, erkannte bestimmte Neugeborenenerkrankungen wie Gelbsucht und versuchte sie zu therapieren. Auch geburtsbedingte Frauenleiden wie Blutarmut, Gebärmuttersenkungen, Folgen von Geburtsverletzungen, Brustentzündungen und Venenleiden fielen in ihr Metier. Ihre Arbeit unterlag einer strengen Qualitätskontrolle, da Mitglieder der Großfamilie und Freundinnen der Gebärenden, die sich in Sachen Geburt gut auskannten, bei der Entbindung dabei waren. Die Hebammen waren, ähnlich wie heute die Gynäkologen, jedoch auch Spezialistinnen in Sachen Schwangerschaftsverhütung und -unterbrechung. Sie wußten um zahlreiche pflanzliche Substanzen, die wie die Pille den Eisprung verhinderten oder ein befruchtetes Ei ausstießen. Medizin heißt im Lateinischen «veneficium», was «Medikament», aber auch «Magie, Zauber» bedeutet, denn für die griechisch-römische Kultur waren beide Begriffe ursächlich verknüpft. In bezug auf Kinder meinte «veneficium» Verhütungs- oder Abtreibungsmittel. Das erklärt auch, wieso jemand, der Medikamente zur Verhütung herstellte, als Zauberer oder Hexe bezeichnet wurde. Geburtenkontrolle war bereits im Altertum und bis zum Mittelalter selbstverständlich. Frauen brachten, je nach Land und Stand verschieden, trotz eines aktiven Sexuallebens durchschnittlich zwischen zwei und sechs Kinder zur Welt. Besonders wegen des existentiell wichtigen Verhütungswissens wurde eine Hebamme hoch geachtet und galt als «weise Frau». Diesen Namen hat sie in Frankreich durch die Jahrhunderte behalten (Hebamme = sage femme).

Dem Zeitgeist entsprechend therapierte die Hebamme nicht naturwissenschaftlich-rational, wie wir es heute von der ärztlichen Schwangerenvorsorge und Geburtshilfe kennen. Sie untermalte ihre handwerkliche Kunstfertigkeit mit «magischen» Beschwörungen, Sprüchen, Gesängen, Handauflegen und duftenden Kräuterzubereitungen, denen eine zauberische Wirkung zugeschrieben wurde. Dies hatte natürlich nichts mit Zauber zu tun, sondern sollte die Frau psychisch einstimmen und ablenken, wie man es heute mit Radiomusik, Massage und heißen Bädern tut. Dahinter stand und steht die Beobachtung, daß Vertrauen in die Kunstfertigkeit der Hebamme wirklich die Geburt erleichtert, weil die Gebärende sich entspannt.

Die erfahrene Hebamme war bekannt für ihre Intuition. «Ahnungen» über Zeitpunkt und Verlauf von Geburten, die auf großer Erfahrung und Menschenkenntnis beruhten, wurden vom damaligen Standpunkt aus als übernatürlich angesehen. «Es wurde ihr nachgesagt, daß sie ein Zupfen an ihrem Rock verspürte, kurz bevor sie zu einer Entbindung gerufen wurde. Sie konnte auch mitten in der Nacht ein heftiges Klopfen an ihrem Haus vernehmen und dadurch geweckt werden. Sie verstand dann, daß Eile geboten war, und wenn der nervöse Kindsvater endlich erschien, um sie zu wecken und abzuholen, wartete sie bereits fertig gekleidet und aufbruchbereit» (Heinsohn und Steiger 1985, S. 83). Alle Hebammen, die heute zu Hausgeburten kommen, kennen diese Ahnungen; viele haben auch einen ‹Riecher› für Komplikationen und raten Schwangeren kurz vor der Geburt, doch ins Krankenhaus zu gehen.

Dieser sechste Sinn kommt natürlich nicht nur im Hebammenberuf vor. Erfahrene Seeleute oder Bergführer z. B. können ein Unwetter «riechen», lange bevor eine Wolke am Himmel erscheint. Alte Ärzte, die sich auf ihre fünf Sinne statt auf Labor und bildgebende Diagnostik verlassen mußten, liefern durch bloßes Anschauen ihrer Patienten erstaunlich exakte Diagnosen oder können Komplikationen voraussehen. Erfahrung, Identifikation mit dem Beruf, genaue Kenntnisse und Kombinationsvermögen liegen diesem sechsten Sinn wohl zugrunde. Im Hebammenberuf kann eine fast telepathische Beziehung zwischen Hebamme und Schwangerer dazukommen: Schwangere, die gerne bei einer bestimmten Hebamme gebären möchten, «verschieben» sogar ihren Termin, wenn die Hebamme gerade dann nicht da oder bei einer anderen Geburt ist. Überschneidungen zweier Geburten kommen daher in der Hausgeburtshilfe sehr selten vor. Manchmal scheint die Geburt von einem Hausbesuch der Hebamme direkt ausgelöst zu werden (vielleicht durch Hormonverschiebungen, nachdem sich die Schwangere entspannt und das Kind ‹losläßt›).

Doch nicht Beschwörungen und Ahnungen wurden den Hebammen zum Verhängnis, sondern ihr Verhütungswissen.

Die weise Frau wird zur Hexe oder zur Verhütungspolizistin

Die Autoren Heinsohn und Steiger weisen in ihrem Buch «Die Vernichtung der weisen Frauen» nach, daß nicht religiöser Wahn, sondern handfeste wirtschaftliche Interessen zur Ausrottung der weisen Frauen führte. Ihre Kenntnisse waren ja nicht in Büchern dokumentiert und starben mit der Person. Eigentliches Ziel der «Hexenverfolgung» der frühen Neuzeit war die Beseitigung der Geburtenkontrolle und konzentrierte sich daher auf die Hebammen, wobei natürlich Sadismus, religiöse Wahnvorstellungen, Frauenhaß und Neid auch eine Rolle spielten. Auslösend war der starke Bevölkerungsrückgang zwischen 1300 und 1400 in ganz Europa. Einen besonderen Anteil daran hatte die große Pest Mitte des 14. Jahrhunderts, die die europäische Bevölkerung von knapp 73 auf 45 Millionen reduzierte. Das bedeutete einen immensen Arbeitskräftemangel für weltliche und kirchliche Grundbesitzer. Seit Mitte des 14. Jahrhunderts wurden daher erstmals in der Geschichte Todesstrafen gegen Hexerei (im Sinne von «veneficia» als Geburtenkontrolle) eingeführt. Hebammen als Herstellerinnen und Verkäuferinnen dieser Medikamente wurden dabei ausdrücklich genannt. Diejenigen, die am Leben bleiben wollten, bekamen eine ganz andere Rolle aufgezwungen. Statt den Eltern bei der Verhütung und bei geplanten Geburten zu helfen, wurden sie zu staatlich eingesetzten Spitzeln gegenüber Frauen, die der Geburtenkontrolle verdächtigt wurden. Sie mußten bei den fraglichen Frauen feststellen, ob sie heimlich schwanger waren (und abgetrieben hatten) oder heimlich geboren und das Kind getötet hatten. Kindstötung wird, wie Verhütung und Abtreibung, aus bevölkerungspolitischen Gründen zum todeswürdigen Verbrechen erklärt.

Diese neue Rolle der Hebamme wurde auch gesetzlich fixiert. Vor der nach 1360 anlaufenden Hexenverfolgung waren Hebammenverordnungen unbekannt. Bis Ende des 14. Jahrhunderts durften sie frei praktizieren. Dann begannen die Stadtverwaltungen, das Hebammenwesen zunehmend zu kontrollieren. Wie städtische Beamte wurden sie eidlich verpflichtet. Durch Hebammenverordnungen, seit Mitte des 15. Jahrhunderts erlassen, wurden sie städtischer Aufsicht unterworfen und Ärzten unterstellt (praktizierende Ärzte waren stets Männer, da dies ein den Frauen untersagtes Universitätsstudium voraussetzte). Groteskerweise besaßen diese keinerlei eigene praktische Erfahrung – bisher war Geburtshilfe reine Frauensache – und hatten all ihr Wissen mündlich und praktisch von den Hebammen erhalten. Nämlich: «Die Herren Doktores der Medizin überließen die Geburtshilfe, mit welcher sie nicht verstanden, sich Lorbeeren zu erringen, gerne den Hebammen. Sie lehnten es als standesunwürdig ab, Hilfe bei Entbindungen zu leisten», sagte Ortlof von Bayerland um 1500 (Die Hebamme 1, 1988, S. 85).

Der Inhalt dieser Verordnungen ist außerordentlich wichtig, da er das Verhältnis zwischen Hebamme und Arzt bis heute bestimmt. Die Hebammen dürften nun «bestimmte Maßnahmen der Geburtshilfe... gar nicht mehr oder nur noch unter Heranziehung des Arztes vornehmen, andere Tätigkeitsfelder wie die Herstellung und die Verordnung von Arzneien sowie jedwede innere und äußere Heilbehandlung wurden ihr entzogen. Die Hebammen wurden von qualifizierten selbständigen Medizinerinnen, in deren Zuständigkeitsbereich die gesamte Frauen- und Kinderheilkunde fiel, zu Gehilfinnen des Arztes degradiert» (vgl. Heinsohn/Steiger, S. 120 ff). Aus Stimmen der damaligen Zeit zeigen Heinsohn und Steiger, daß gerade Herstellung und Verkauf von Arzneien durch Hebammen auch wegen massiver Konkurrenzfurcht der Ärzte und Apotheker verhindert wurden.

**Die neuzeitliche Hebamme hat fast alle
ihre ehemaligen Befugnisse verloren**

Im späten 15. Jahrhundert verschärfte sich die Kontrolle. Die Befugnisse der Hebamme wurden noch mehr beschnitten, wie wir es etwa aus der Heilbronner und Nürnberger Hebammenverordnung Ende des 15. Jahrhunderts ersehen können. In Paragraph 1 heißt es: «Jede Hebamme, die das Hebammenamt ausüben will, soll gute und ordentliche Zeugnisse über einen ehrlichen rechtschaffenen, gottesfürchtigen, nüchternen Lebenswandel haben.» Sie muß außereheliche Schwanger-schaften und Geburten sofort der Obrigkeit anzeigen. Ihr ist sogar jede Hilfe untersagt, wenn «Kind und Mutter in schwerer Gefahr sind». Sie darf nicht einmal den Schwangeren und Gebärenden «wohlriechende Wasser, Balsam oder Umschläge» verabreichen, keinen Einlauf ma-chen oder zu Bädern raten, um nicht in Verdacht zu geraten, daß sie eine Fehl- oder Totgeburt erreichen will. Ein offensichtlich im Mutter-leib verstorbenes Kind darf sie nicht «ohne Vorwissen eines Arztes im Mutterleib zerstückeln», damit sie nicht vielleicht doch ein lebendes Kind tötet. Deswegen muß sie auch jede tote Mißgeburt sofort einem Arzt zeigen.

Ihre Lehrmädchen (Hebammenschülerinnen, Hospitantinnen) darf sie sie sich nicht selbst aussuchen, sondern diese werden von «ehrbaren Frauen» ausgesucht, was impliziert, daß Hebammen nicht (mehr) als solche betrachtet wurden.

Auch in Schweden erfolgt die Unterordnung der Hebammen unter die staatliche und auch kirchliche Aufsicht. Die Pastoren der lutherischen Staatskirche müssen die Hebammen über die christliche Religion befragen und «jeden Mißbrauch in ihrer Berufsausübung aufdecken». Die Hebammen haben wie in Deutschland die Verpflich-tung, bei Gericht als Zeuginnen gegen Frauen teilzunehmen, die der verheimlichten Geburt und Kindstötung verdächtig waren.

Den Pastoren in Schweden als Hebammenüberwacher fällt übrigens erstmals die Aufgabe zu, Geburtsregister anzulegen. In Frankreich wurden Hebammen in der Verfolgungszeit der weisen Frauen durch den Dorfpriester unter den ‹tugendhaften› Frauen des Ortes ausge-wählt. Sie dürfen «niemals unter dem Verdacht der Häresie oder der Hexerei» gestanden haben und müssen in ihrer Lebensführung mo-ralisch vorbildlich sein. In der «Medical History» über «The Regulation of English Midwives in the Sixteenth and Seventeenth Century» (Forbes 1964, S. 235) wird mehr Wert auf guten Charakter als auf ihre Kunstfertigkeit gelegt. Die Hebamme darf auch hier keine ‹Hexerei, Beschwörungen, Zauber, ungesetzliche Gebete oder Abtreibungs-mittel› anwenden. In ihrer Berufsausübung ist sie genauso einge-schränkt und überwacht wie im Nachbarland.

Heinsohn/Steiger, aus deren Untersuchung diese Informationen stammen, schätzen die Zahl der Verbrannten in 200 Jahren auf etwa 500 000. Wie sehr Geistlichkeit und Obrigkeit an der Vernichtung des Verhütungswissens interessiert sind, geht auch daraus hervor, daß die älteren Töchter dieser Frauen häufig mitverbrannt wurden, weil sie schon das Wissen ihrer Mutter übernommen haben könnten.

Bevölkerungsexplosion und katastrophale Geburtshilfeergebnisse werden den Hebammen angelastet

Die Vernichtung des Verhütungs- und Geburtshilfewissens der Hebammen hatte, beginnend im 16. und ausgeprägt im 17. bis 19. Jahrhundert, eine Bevölkerungsexplosion bisher ungekannten Ausmaßes und einen zunehmend schlechten Ruf der bisher weisen Frau zur Folge. In England schätzte eine Hebamme im Jahre 1687, daß zwei Drittel der damaligen Fehlgeburten, Totgeburten und Kindbettodesfälle auf den Mangel an Sorgfalt und Kunstfertigkeit ihrer Kolleginnen zurückzuführen seien (vgl. Heinsohn/Steiger 1985, S. 172). Der Bückeberger Leibarzt Bernhard Christoph Faust, ein Begründer der Gesundheitserziehung in Hessen, schrieb 1784 in seinen «Gedanken über Hebammen und Hebammenanstalten auf dem Lande»: «Die Hebammen sind wahrlich eine der größten Ursachen der Zerstörung der Gesundheit und Stärke, also des Elends und des Verfalls der Menschheit» (Benedum 1988, S. 20). Diese Behauptung will er damit untermauern, daß von 1000 Neugeboren 250 im ersten Lebensjahr sterben. Er führt das anscheinend nur auf eine unqualifizierte Geburtshilfe und Wochenbettunterstützung durch Hebammen zurück. Es gibt noch andere zeitgenössische Größen, die ein ähnliches vernichtendes Urteil über Hebammenhilfe fällen.

Nun kann man jedoch schlecht einem Berufsstand das anlasten, was ihm mit Gewalt angetan (geraubt) wurde. Zweitens gibt es außer der vernichteten und in Vergessenheit geratenen Kunstfertigkeit der Hebammen noch schwerwiegende andere Gründe, die die sehr hohe Kindersterblichkeit erklären.

Gerade in der Zeit der Bevölkerungsexplosion hatten Frauen, zu etwa 90 Prozent Bäuerinnen, im Laufe ihres Lebens durchschnittlich über zehn Geburten. Häufige Schwangerschaften, Schwerstarbeit von morgens bis spätabends und Nahrungsmangel begünstigten wie heute auch noch Fehl- und Totgeburten sowie die Geburten kranker, behinderter, schwächlicher und frühgeborener Kinder. Die Sterblichkeit der Genannten ist heute noch stark erhöht. Bei Notfällen war kein Kaiserschnitt möglich. Fehlende Zeit zum Stillen, wenig Milch aufgrund der schlechten Ernährung und Unkenntnis über Hygiene führten zur Unterernährung des Säuglings und zu Infektionen, die häufig seinen Tod herbeiführten. In den Städten steigerte die hohe Kinderzahl in engen Wohnverhältnissen ohne sanitäre Einrichtungen die Infektionsquote und damit die Sterblichkeit. Für die Geburt und Wochenbettzeit gab es in den meisten Haushalten kein sauberes Wasser, keine Desinfektion oder Seife, keine sauberen Tücher, keine frische Wäsche, oft nicht einmal ein eigenes Bett für die Wöchnerin. Über Anatomie, Physiologie und Neugeborenennotfälle wußte niemand Bescheid. Viele Mütter kamen erst mit starken Wehen vom Feld oder Stall zur Geburt ins Haus. Daß all diese Fakten zur Mütter- und Neugeborenensterblichkeit beitrugen, war vor einigen hundert Jahren nicht bekannt. Dem Zeitgeist der Hexenverfolgung entsprach es, alles den Hebammen anzulasten – diese Schuldzuweisung ist heute noch, wo zumindest die Gynäkologen es besser wissen müßten, modern.

Dabei hatte der Berufsstand der Ärzte beileibe keine besseren Ergebnisse in der Geburtshilfe vorzuweisen. Im Gegenteil: in den neugegründeten Hospitälern war die Sterblichkeit besonders aufgrund des Kindbettfiebers äußerst hoch. Noch in der Zeitspanne von 1816 bis 1875 starben im Königreich Preußen 364 000 gesunde Mütter an im Hospital verursachtem Kindbettfieber (Vogt-Hägerbäumer 1977, S. 57 ff). Eine Tatsache, die sonst meistens mit den «unhygienischen Bedingungen» bei der Hausgeburt in Verbindung gebracht wird. Niemand hat die durch Ungeschick oder Manipulationen mit Instrumenten durch schlecht ausgebildete Ärzte geburtsgeschädigten oder getöteten Kinder gezählt. Schon damals galt, daß eine Krähe der anderen kein Auge aushackt. Hebammen dagegen konnten sich schon deshalb nicht öffentlich äußern, weil Lesen und Schreiben noch bis zum vorigen Jahrhundert den Söhnen besser gestellter Väter vorbehalten blieb und die Obrigkeit das Schrifttum streng zensierte.

Die Mißerfolge in der Geburtshilfe wurden also ausschließlich den Hebammen zugeschrieben. Anfang des 18. Jahrhunderts forderten zahlreiche Ärzte und andere Gelehrte aufgrund der vielen geburtshilflichen Todesfälle eine systemimmanente Verbesserung des Hebammenhandwerks. Der damals angesehene Arzt Faust schlug eine Ausbildung und Einrichtung von Hebammenanstalten auf dem Lande vor, die natürlich wieder von Bürgermeister und Pfarrer überwacht werden sollten. Zwei Wochen lang täglich drei bis vier Stunden «Unterricht» gelten hier schon als sehr fortschrittlich. Auch Goethes Großvater, der Schultheiß Johann Wolfgang Textor, veranlaßte, daß in seinem Wohnort ein Geburtshelfer angestellt wurde, der den Hebammen auf dem Dorfe Unterricht gab, nachdem sein Enkel durch «Ungeschicklichkeit» der Hebamme wie tot auf die Welt gekommen war. Hier stehen wir wieder vor der absurden Situation, daß die Ärzte und Kirchenmänner, die das Geburtshilfewissen mit seinen Trägerinnen ausgerottet haben bzw. davon profitierten, diesen nun die Schuld zuweisen und sie in ihrem Sinne unterrichten wollen. Dies ist bis heute so geblieben.

Wie es bis dato um die Qualität des Unterrichts bestellt war, läßt sich den «Jahrbüchern der Entbindungsanstalt zu Gießen» von August von Rittgen 1820 entnehmen: «Bisher waren nämlich die Hebammen von den Physikatärzten unterrichtet und nach beendigtem Unterricht auf ein von diesen ausgestelltes Zeugnis ihrer Tauglichkeit von den Justizbeamten angestellt worden. Jeder Physiker (= praktischer Arzt, die Autorin) war Hebammenlehrer seines Physikatsbezirks, er mochte nun die Geburtshilfe selbst ausüben oder nicht» (Die Hebamme 1, 1988, S. 85 ff). Die Tatsache, Arzt zu sein, reichte also als Qualifikation für den Hebammenunterricht vollkommen aus.

Die erste Gebäranstalt als Ausbildungsstätte für Hebammen und Ärzte wurde 1728 in Straßburg gegründet. Erst 1751 folgte eine in Berlin in Verbindung mit der Charité und weitere zehn bis 1780. In den Lehranstalten wurde die Ausbildung der Hebammen verlängert und nach den neu gewonnenen anatomischen und physiologischen Erkenntnissen verbessert. Zudem wurde ihre Unterordnung unter die Anweisung der klinisch tätigen Geburtshelfer praktisch eingeübt.

Ein großes Hindernis bei der Ausbildung der Hebammenschülerinnen war sicher die Tatsache, daß «anständige Mädchen» über die Empfängnis, die Veränderungen des weiblichen Körpers in der Schwangerschaft und den Ablauf der Geburt nichts wußten. In der Geschichte «Die Storchentante» erzählt Lisbeth Burger von ihrer fünfmonatigen Ausbildung an der Hebammenschule im Jahre 1887. Sie ist fast 30, weiß aber – wie ihre Kolleginnen, die unverheiratet sind – nicht einmal, wie Kinder entstehen, so daß sie in den ersten Unterrichtsstunden erst einmal «aufgeklärt» werden muß. Schon aus dieser Einstellung heraus waren Eltern über die Berufswahl der Töchter nicht begeistert, denn es galt als «kein Geschäft für ein rechtes Mädle». Ehrbare unverheiratete Frauen hatten von «der Sach» nichts zu wissen, geschweige denn anderen Frauen dabei bzw. bei den Folgen Beistand zu leisten.

In Schweden waren Hebammen auch im 19. Jahrhundert noch gesellschaftlich geächtet (vgl. Heinsohn/Steiger, S. 173). Sie mußten den Hintereingang des Hauses benutzen, damit sie nicht den Freundinnen der Hausfrau oder gar «den Herren» begegneten. Der einst angesehenste Frauenberuf war zu einem verachteten geworden.

Die Hebammen passen sich den von Ärzten gesetzten Richtlinien an

In den letzten hundert Jahren hat sich der Rahmen der Ausbildung und die Rolle der zunehmend klinisch tätigen Hebamme nicht wesentlich geändert. Der Unterricht, den Hebammenschülerinnen von Ärzten erhielten, war rein naturwissenschaftlich-technisch orientiert. Er ging von Schwangerschaft und Geburt als einem pathologischen Zustand aus, der medizinisch behandlungsbedürftig ist, weil dies auch der einzige Zugang war und ist, den Ärzte zu der Geburtshilfe haben. Dem geburtsmedizinischen Mehr-Wissen der Ärzte konnten die Hebammen nichts mehr entgegenstellen. Diese Tendenz verstärkte sich noch, nachdem seit Ende der 50er Jahren immer mehr Geburten im Krankenhaus unter technisierten und unnatürlichen Bedingungen stattfanden. Eine nichtmedizinische Unterstützung der Gebärenden wird im Kreißsaal gering eingeschätzt, ist zeit- und personalintensiv, so daß Hebammen sich den rational-technischen Zugang zur Gebärenden mehr und mehr zu eigen machten. Auch die katastrophale Unterbesetzung und Überbelastung der Klinikhebammen trägt weiter dazu bei, daß Hebammen sich den Gebärenden nicht so widmen können, wie es viele gern tun würden (Deutsches Ärzteblatt 7/90, S. 293). Die Zweitrangigkeit der Hebammen gegenüber den Ärzten als den Herren über Apparate und Medikamente wurde als selbstverständlich betrachtet. Diese Sicht setzte sich natürlich auch bei den schwangeren und gebärenden Frauen durch. In der Klinik werden ja, wie ich auf S. 93 ff gezeigt habe, pathologische Geburtssituationen oft erst geschaffen, die den Retter Arzt auf den Plan rufen. Medikamente, Zange, Saugglocke, Kaiserschnitt und Erstuntersuchung des Babys sind dem Mediziner vorbehalten. Der Hebamme bleiben häufig die als unangenehm und lästig eingeschätzten Tätigkeiten wie Aufnahme, Einlauf, CTG anlegen, Kreißsaal aufräumen, die Frau trösten. Letzteres übernimmt zunehmend der Partner. Bei Geburtsberichten erinnern sich daher nur wenige Frauen an ihre Hebamme und schätzen ihr Tun hoch ein.

Hausgeburtshilfe heute – in Sicherheit und Geborgenheit

In der Hausgeburtshilfe lebt das eigenverantwortliche selbständige Handeln der früheren Hebamme wieder auf. Geburtsvorbereitung und seit 1987 auch Schwangerenvorsorge sind zu ihr zurückgekommen. Anders als ihre «Ahnfrau» steht sie für die eigentliche Geburtshilfe auf einem sehr sicheren Grund. Neuentwicklungen in der bildgebenden Technik, Labordiagnostik und Pharmakologie der letzten 20 Jahre haben ungewollt der Hausgeburtshilfe zu einem hohen Sicherheitsstandard verholfen. Schwangerschaftsbedingte Erkrankungen der Mutter wie Gestose, die häufig zu Geburtskomplikationen wie akuter Plazentainsuffizienz oder vorzeitiger Plazentaablösung führt, werden in der Vorsorge erkannt und therapiert. Mangelerscheinungen während der Schwangerschaft, die ebenfalls Geburtskomplikationen begünstigen wie etwa ein Eisenmangel oder ein zu niedriger Blutfarbstoff-Wert, können rechtzeitig korrigiert werden. Ein Mißverhältnis zwischen mütterlichem Becken und kindlichen Kopf ist wegen der Rachitisprophylaxe und guter Ernährung extrem selten geworden. Babys mit erhöhtem Geburtsrisiko wie Zwillinge oder kleine Frühgeburten werden sowieso in einer Klinik entbunden, wo jederzeit ein Kaiserschnitt möglich ist. Anomalien des Kindes oder der Geburtswege der Mutter werden bei sorgfältiger Ultraschalluntersuchung vor der Geburt entdeckt. Sauerstoffmangel durch eine chronische Plazentaunterfunktion wird ebenfalls im CTG und im Doppler-Ultraschall bemerkt und eine Hausgeburt, wenn überhaupt, nur mit entsprechenden Vorsichtsmaßnahmen geplant. Unter der Geburt können die kindlichen Herztöne per Dopton (Ultraschall-Übertragung) in kurzen Intervallen abgehört werden, obwohl die Mutter dabei alle möglichen Positionen einnehmen kann und nicht im mindesten beeinträchtigt wird. Mit dem von freiberuflichen Kolleginnen vermittelten Wissen kann die Hebamme auch die meisten Zwischenfälle wie Geburtsstillstand oder falsche Einstellung des Kindes zu Hause beheben. Auch wenn die Gebärende in die Klinik fahren muß – etwa wegen einer Nachblutung –, sind ihre Erstmaßnahmen von

Bedeutung. Aufgrund ihrer Kenntnisse der Neugeborenen-Physiologie kann sie – d. h. sollte sie, denn dies ist noch nicht überall verwirklicht – eine Störung des Neugeborenen erkennen und einen sicheren Transport in eine Kinderklinik bewerkstelligen. Infektionen bei der Geburt sind durch den hohen Lebensstandard, gute sanitäre Verhältnisse und Einmal-Gerätschaften der Hebamme zu einer Rarität geworden und ereignen sich seltener als im Krankenhaus. Durch die Emanzipation der Frau und das veränderte Bewußtsein der Männer kann die Hebamme mit dem Partner der Gebärenden als Helfer fest rechnen.

Bei Wochenbett- und Stillberatung sind ihre Ratschläge von besonderem Wert, da die meisten Frauenärzte wenig über das Stillen wissen und seit der Flaschenära der 50er Jahre die meisten Großmütter schon nicht mehr gestillt haben.

Das Verhütungswissen dagegen scheint fest in der Hand der Gynäkologen zu sein. Aber auch hier bahnen sich Veränderungen an. Immer weniger Frauen sind bereit, sich über Jahrzehnte Hormone zuzuführen oder sich einen Fremdkörper wie die Spirale einsetzen zu lassen. Initiativen, die die Selbstbestimmung in Sachen Verhütung den Frauen zurückgeben wollen wie Pro Familia, Frauengesundheitszentren oder Geburtshäuser, unterrichten schon längere Zeit Interessierte in körperfreundlichen, natürlichen Verhütungsmethoden. Es ist nicht abwegig, daß gerade Hebammen Frauen bei diesem praktischen Unterricht helfen könnten. Die meisten Frauengesundheitszentren arbeiten ja sowieso eng mit Hebammen zusammen. Frauen, die natürliche Verhütungsmethoden anwenden können, sind nicht mehr von den Gynäkologen abhängig und zerstören deren Monopol auf dem Geburtenkontrollsektor.

Freiberufliche Hebammen verfügen heute auch über genaue naturwissenschaftliche und psychosoziale Kenntnisse, bessere Allgemeinbildung und ein anderes Selbstbewußtsein. Sie sind nicht bereit, sich in die Ecke verantwortungsloser Spinner drängen zu lassen, nur weil sie Hausgeburtshilfe betreiben. Das Münchner Hebammen-Team hat den Anfang gemacht, die Ergebnisse seiner Arbeit in die Öffentlichkeit zu tragen und sie mit denen der Kliniken vergleichen zu lassen. Wird ihre Geburtshilfe, trotz der guten Resultate, weiter von Gynäkologen und Perinatologen verunglimpft, liegt wohl ein uraltes Motiv zugrunde: ganz simpler Neid.

Kapitel 7

Hausgeburt heute –
und was daraus werden könnte

Zur Zeit gibt es in der Bundesrepublik etwa 6300 Hebammen.
Von diesen sind ungefähr 4500 in einem Krankenhaus fest angestellt.
Von den freiberuflichen Hebammen arbeiten die meisten als Beleg-
hebammen an einer Klinik. Die wenigsten betreuen Hausgeburten,
weil diese einen Rund-um-die-Uhr-Einsatz mit hoher Verantwortung,
dafür schlechter Bezahlung erfordern.

Hausgeburtshilfe von der einzelnen Hebamme

Hebammen, die zu Hausgeburten kommen, sind im Krankenhaus
ausgebildet worden und waren meist mehrere Jahre dort tätig. Hausgeburtshilfe lernen konnten sie nur durch Hospitieren bei freiberuflichen Hebammen, denn das Begleiten einer natürlichen Geburt
wird in den meisten Krankenhäusern nicht vermittelt.

Der Schritt in die Freiberuflichkeit erfordert berufliches Können,
Idealismus, Gesundheit und eiserne Nerven. Wenn sich die Möglichkeit einer Hausgeburt und deren Qualität herumspricht, kann die
Hausgeburtsrate in einigen Gemeinden auf bis zu zehn Prozent an-
steigen, was möglicherweise einen 24-Stunden-Einsatz bedeutet. Die
alleinige Verantwortung für Hausgeburten in einem Umkreis von
manchmal 150 km schafft auch Probleme. Manchmal müssen Frauen
abgewiesen werden, manchmal überschneiden sich Geburten. Ist die

Entfernung zu weit, muß die Vorsorge und Nachsorge, eventuell auch die Geburtsvorbereitung, in andere Hände abgegeben werden. Es ist fast unmöglich, eine Urlaubsvertretung zu bekommen, geschweige denn eine Vertreterin im Krankheitsfall. Gerade in Dörfern haben die Frauen dann nur noch die «Wahl», in die Klinik zu gehen. Fortbildungsveranstaltungen können nur selten besucht werden. Zu mindestens einem niedergelassenen Frauenarzt muß die Hebamme einen guten Draht entwickeln und darf mit dem Kreißsaalpersonal der nächsten Krankenhäuser nicht im Clinch liegen.

Aus diesen Gründen gehen viele Hebammen dazu über, sich die Arbeit mit Kolleginnen zu teilen.

Hausgeburtshilfe von der Praxisgemeinschaft

Hier arbeiten meist mindestens zwei Hebammen mit einer Ärztin, eventuell noch einer Geburtsvorbereiterin zusammen (z. B. in Köln). Sie kommen entweder zu Hausgeburten oder helfen den Frauen bei einer ambulanten Geburt im Geburtszimmer der Praxis. Nur bei ambulanten Geburten ist die Ärztin dabei. Die Geburtsvorbereitung berücksichtigt alle drei Möglichkeiten der Geburt: daheim, in der Praxis und in einer Klinik.

Diese Form der Betreuung entlastet vom Druck der Alleinverantwortung. Zum Urlaub oder zur Fortbildung kann frau sich gegenseitig vertreten. Durch die integrierte Medizinerin braucht frau zum Nähen nicht ins Krankenhaus zu fahren. Auch Geburtskomplikationen, die etwa zu einer Zangengeburt führen, können durch die Ärztin zu Hause behoben werden. Erstgebärende fühlen sich bei der ambulanten Geburt in der Praxis und mit der Ärztin im Hintergrund oft «sicherer».

Das Entbindungsheim soll in diesem Rahmen nur erwähnt werden, weil in den meisten in Anlehnung an die Mitarbeit des Partners bei der Hausgeburt Männer mit aufgenommen werden. Sie zahlen einen bestimmten Betrag für Vollpension und beteiligen sich an der Babypflege und am Kochen. Aber es ist natürlich nicht dasselbe, zahlender Gast oder – mit der Mutter – Eigenverantwortlicher zu sein.

Hausgeburtshilfe integriert in einem Zentrum

Ein Beispiel ist das Feministische Frauengesundheitszentrum Frankfurt. Das Zentrum liefert alle Informationen über Schwangerschaft, Geburt und Elternsein. Es vermittelt sowohl Kontakte zu freiberuflichen Hebammen, die auch zu Hausgeburten kommen, als auch zu Klinikhebammen in der von der Frau gewünschten Klinik am Ort. Ein Gebärzimmer selbst gibt es in diesem Zentrum nicht.

Die Geburtsvorbereitung ist bei einer Psychologin auch in Einzelstunden möglich. Filme wie «Geburt ohne Gewalt» (von Leboyer), Filmbeiträge über die Vorteile verschiedener Geburtspositionen, Vorträge über alternative Schwangerschafts- und Geburtsbetreuung einschließlich Hausgeburt und Vorbereitung auf eine geplante Kaiserschnittgeburt werden in regelmäßigen Abständen angeboten. Nach der Geburt beschränkt sich das Zentrum nicht auf «Rückbildungsgymnastik» und Stillgruppe, sondern bietet etwa Kurse über «Babymassage», «Vollwertige Ernährung» und «Naturheilkundliche Hausmittel» an. Eltern, deren Kind während der Schwangerschaft oder der Geburt gestorben ist, können in der Selbsthilfegruppe «Glücklose Schwangerschaft» Kontakt zu anderen Betroffenen suchen.

Grundsätze und Programm sind im «Geburtshaus für eine selbstbestimmte Geburt e. V.» in Berlin sehr ähnlich. Hier ist noch ein Gebärzimmer vorhanden, wo Paare, die eine ambulante Geburt vorziehen, mit «ihrer» Hebamme das Kind zur Welt kommen lassen können. Einen speziellen Informationsabend über Hausgeburten gibt es alle drei Monate. Nachahmenswert ist die Information, die niedergelassene und freiberufliche Hebammen herausgegeben haben: «Hier finden Sie Ihre Hebamme» listet die freiberuflichen Hebammen in Berlin nach Postbezirken auf, gibt Aufschluß darüber, ob sie Hausgeburten durchführen und was sie für Spezialgebiete haben (z. B. Geburtsvorbereitung bei Frauen, die zu Frühgeburten neigen oder bei Risikoschwangeren).

Noch intensiver, nämlich einmal im Monat, informiert die «Beratungsstelle für natürliche Geburt und Eltern-Sein e. V.» in München über die Möglichkeiten der Hausgeburt. Kein Wunder: hier gibt es die älteste Hausgeburtshebammen-Praxis, die 1981 gegründet wurde. Heute arbeiten acht Hebammen zusammen, deren Ergebnisse auch in die Bayerische Perinatalerhebung aufgenommen wurden (s. S. 74). Als besonderer Service existiert in der Beratungsstelle ein Hauspflegedienst ‹Soziales Netz um die Geburt›. Sechs festangestellte Mitarbeiterinnen und zirka 30 selbständig arbeitende Helferinnen stehen den Wöchnerinnen zur Verfügung. Die Arbeitszeit sollte fünf Stunden pro Tag nicht überschreiten. Alle diese Mitarbeiterinnen haben selber Kinder, sind alleinstehend und haben früher von der Sozialhilfe gelebt. Die Tätigkeit der Wochenbett-Helferin ist ihr erster Schritt zurück in das Berufsleben. Eine Stunde Hilfe wird mit 12 DM vergütet. Es ist ein großer Vorteil für die Münchner Frauen, daß sie wissen, wo sie nach der Geburt eine Hilfe bekommen können, besonders wenn frau bedenkt, wie sie in anderen Orten danach herumtelefonieren muß!

Diese positiven Ansätze, die mit großem Engagement unterhalten werden, decken natürlich bei weitem nicht den Bedarf der Frauen, die eine selbstbestimmte Geburt und Wochenbetthilfe außerhalb des Krankenhauses wünschen.

Woran krankt die Hausgeburtshilfe in der BRD?

– Die Zahl der freiberuflichen Hebammen ist unzureichend. Dies liegt hauptsächlich an der blamablen Bezahlung, die junge Frauen abschreckt, diesen verantwortungsvollen geburtshilflichen Einsatz zu erbringen.

So erhält etwa eine Hebamme in einem rheinlandpfälzischen Dorf für einen Besuch bei Schwangerschaftsbeschwerden 10 DM; abends oder sonntags 15 DM. Die Geburt wird unabhängig von der Dauer mit stolzen 245 DM honoriert, dazu kommt ein Wegegeld von 85 Pfennig/Kilometer (nachts und sonntags 1,10 DM). Für einen Wochenbettbesuch erhält die Hebamme 22 DM (sonntags 32 DM). Davon muß sie ihre Gerätschaften kaufen, sterilisieren und steril verpacken, das Auto stets in gutem Zustand halten und sich fortbilden. Der Durchschnittsumsatz einer freiberuflichen Hebamme beträgt z. Z. etwa 1000 DM im Monat, ergab ein im Auftrag des Bundesarbeitsministeriums erstelltes Gutachten. «. . . Erstaunlich ist, daß sich für diese Unterbezahlung immer noch Frauen bereitfinden, diesen notwendigen Dienst in der Gesellschaft zu leisten . . .» (Deutsches Ärzteblatt, 7, 1990, S. 294). Ein Familienleben läßt sich daher schon aus finanziellen Gründen kaum mit Hausgeburtshilfe vereinbaren
– es gibt (noch) keine Lobby. Leute, die an Klinikgeburten verdienen, sind Professoren, Ärzte, Pharmafirmen, Hersteller sehr teurer tech-

nischer Geräte, Forschungsgruppen, Hersteller von Babynahrung und – in weitem finanziellem Abstand – sehr viel Klinikpersonal mit Verwaltungsbastionen. Dagegen stehen einige freiberufliche Hebammen, einige Geburtsvorbereiterinnen, noch viel weniger Ärztinnen und etliche Elternpaare selbst. Diese Gruppe ist noch zuwenig organisiert, um einen Verein zu gründen, Politiker auf ihre Bedürfnisse hin anzusprechen und etwa lokale Zeitungen für dieses Thema zu interessieren. Sie kann es sich nicht leisten, Hochglanzbroschüren zu drucken und Werbeblättchen in Elterninformationen zu verteilen. Ärztliche Zeitschriften, über die Hausgeburtsergebnisse in die Fachwelt gelangen und dort vielleicht Veränderungen bewirken könnten, veröffentlichen dazu nichts, um ihre Leserschaft nicht zu verärgern – es fehlt eine zentrale Erfassungsstelle, die wie in England und den Niederlanden die Säuglingssterblichkeit bezogen auf Geburtsort und Geburtshelfer erfaßt und auch geplante von ungeplanten Hausgeburten unterscheidet. Ebenso müßten der Apgar-Wert der Kinder, Geburtskomplikationen, Hinweise auf Sauerstoffnot oder Behinderungen, Geburtsverletzungen bei Kind und Mutter, Infektionsrate, Auftreten vom Atemnotsyndrom, Medikamentengabe und Stillschwierigkeiten erfaßt werden.

Der Perinatal-Erhebungsbogen (s. S. 74), der nach Hebammen und Klinikärzten als Geburtshelfer differenziert, kann als Anfang angesehen werden. Auch die Länge der Stillzeit wäre von Interesse, da Stillen eine Prophylaxe gegen Infektionen im Säuglingsalter und gegen spätere Allergien darstellt und ein Indikator für eine gute Familienbeziehung ist. Ferner wäre zu fordern, daß die von der Mutter empfundene Qualität der Geburtsvorbereitung, der Schwangerenvorsorge, der Geburtsbetreuung und Nachsorge in diese Untersuchungen einfließt. Die Ergebnisse müßten nach Hausgeburt / Klinikgeburt / ambulanter Geburt getrennt ausgewiesen und publiziert werden. Dieses Verfahren gäbe einen wirksamen Anreiz zur Selbstkontrolle für Klinikärzte und Hebammen
– es gibt zuwenig professionelle Leute, die den «Gegnern» der Hausgeburtshilfe, meist aus ärztlichem Lager, mit Argumenten antworten können
– Mangel an «Geburtsforschung», die untersucht, mit welchen natürlichen Mitteln Frauen die Geburt erleichtert werden kann. Fast alle Studien, die sich bisher auf Geburtserleichterungen beziehen, haben medikamentöse Schmerzausschaltung zum Thema.

Was könnte getan werden?

Frauen sollten eine wirkliche Wahlfreiheit in bezug auf den Geburtsort und -helfer haben, wenn sie nicht aus medizinischen Gründen im Krankenhaus gebären müssen. Diese Wahlfreiheit ist nur durch Bewußtseinsänderung zu erreichen. Die bisher existierende Gleichung «Geburt = Krankheit = frau muß ins Krankenhaus» muß aufgelöst werden.

Bewußtseinsänderung erreicht man nur durch Informationen auf breiter Ebene. Gerade jedoch an den Orten, an denen sich viele Schwangere aufhalten, nämlich gynäkologische Praxen, Apotheken und Familienbildungsstätten, bestehen große Vorbehalte gegen solches Material. Meiner Ansicht nach geht es nicht ohne Aktivierung von Politikern, z. B. dem Bundesministerium für Familie, Frau, Jugend und Gesundheit (BMFFJG). Wenn man diese Damen und Herren von den dokumentierten Vorteilen der Hausgeburt (und von den Kostenvorteilen!) überzeugen könnte, wäre sehr viel gewonnen. Denn kostenlose Broschüren wie «Hessische Elternhefte» vom Landesjugendamt Hessen erscheinen im Auftrag des Hessischen Sozialministeriums, «Das Baby» von der Bundeszentrale für gesundheitliche Aufklärung im Auftrag des BMFFJG. Hier gäbe es eine echte Chance, Schwangere und junge Eltern kostenlos zu informieren. Das Bild der Gebärenden, die sich verkabelt auf dem Kreißbett windet, am Tropf hängt und aufs CTG starrt, könnte durch das Foto und die Geschichte einer natürlich gebärenden Frau im Kreise ihrer Familie und mit ihrer Hebamme ergänzt werden. Im Anhang sollten Literatur zur Hausgeburt und Kontaktadressen genannt werden. Geburtszentren und Hebammenpraxen, die Informationen über Hausgeburten zusammenstellen, müßten gefördert werden, wobei auch ein internationaler Austausch stattfinden sollte.

In London existiert bereits ein «International Home Birth Movement», das den ansprechend gestalteten «International Home Birth Movement Newsletter» herausgibt und Kongresse veranstaltet.

Eine staatliche Anerkennung der Hausgeburt als Alternative für gesunde Schwangere hätte die Konsequenz, daß Anreize für Hebammen, sich niederzulassen, erhöht werden müßten. Bessere Bezahlung, Schaffung von Urlaubsvertretungen, eine Ausbildung auch für natürliche Geburtshilfe und die Verpflichtung zur Fortbildung wären das Fundament für eine einigermaßen «flächendeckende» Hausgeburtshilfe. Ebenso selbstverständlich wie in Holland müßte eine Wochenbettpflege und Haushaltshilfe organisiert werden. Es müßte auch Hilfen geben, die ganztags (acht Stunden) Zeit haben, denn vier bis fünf Stunden reichen z. B. in einem Haushalt mit mehreren Kleinkindern nicht aus.

Ebenfalls nur auf politischer Ebene wäre eine Freistellung des Vaters zu Geburt und Wochenbett zu erreichen. Diese Freistellung darf nicht auf den Jahresurlaub angerechnet werden. An sie müßte eine Verbesserung des Erziehungsurlaubs und eine Erhöhung des Erziehungsgeldes anschließen. Welche Familie kann es sich schließlich leisten, daß der Haupternährer – in den meisten Fällen immer noch der Mann – monatlich nur 600 DM erhält (Stand des Erziehungsgeldes 1990)!

Zur Qualitätssicherung der Geburtshilfe daheim und in den Kliniken ist Kontrolle unerläßlich. Jede Geburt sollte in einem Erhebungsbogen genau dokumentiert und von einer unabhängigen Perinatal-Erhebungsgruppe erfaßt und ausgewertet werden. Im Wochenbett könnte die Mutter nach der Qualität der Schwangerenvorsorge und Geburtsbetreuung gefragt werden. Alle Ergebnisse müßten der interessierten Öffentlichkeit zugänglich sein. In der Perinatal-Erhebungsgruppe dürften nicht nur Gynäkologen und Hebammen sein, sondern auch Psychologinnen, Kinderärztinnen, Ernährungswissenschaftler, Sozialarbeiterinnen und Statistiker. Diese Gruppe hätte auch bei Kunstfehlerprozessen mitzuentscheiden. Die Beweislast dürfte dabei nicht länger den Eltern aufgebürdet werden, die durch den Schock über die Geburt und ihr behindertes Kind wirklich schon genug belastet sind.

Ein wichtiges Argument für den Gesundheitsminister und die Krankenkassen ist die Kostenersparnis durch die Hausgeburt. Wenn man einen – niedrig gegriffen! – Klinik-Tagessatz von 350 DM annimmt (Tendenz steigend), von fünf Kliniktagen nach der Geburt und von vielleicht 100 000 Frauen ausgeht, die pro Jahr daheim gebären wollen, spart man jährlich 5 x 350 x 100 000 = 175 Millionen DM. Ein Teil dieser Gelder müßte zwar für die Bezahlung von Hebammen und Wochenbettpflegerinnen verwendet werden. Doch die Hausgeburt hätte auch den Effekt, daß sich die Frauen in der Schwangerschaft um gute Gesundheit bemühen, damit keine Komplikationen auftreten – das bewirkt eine Vermeidung von Arbeitsausfällen und weiterer Krankenkosten –, wieder wird Geld gespart.

Doch bis Hausgeburt wirklich eine Alternative wird, ist der Weg noch weit. Das Beispiel der englischen Hausgeburtsbewegung zeigt, daß Hausgeburt zu einem öffentlichem Interesse werden kann, wenn Wissen, Erfahrung und Engagement einiger Menschen dahinterstehen – weil es immer mehr Eltern gibt, für die das Ungeborene eben kein Patient ist und die Geburt ein einmaliges Erlebnis, das sie mitbeeinflussen wollen. Schon heute sind sie in der Gesellschaft für Geburtsvorbereitung, in Stillgruppen, in der Deutschen Liga für das Kind, in dem Arbeitskreis Kunstfehler in der Geburtshilfe (nur um einige herauszugreifen) organisiert. Und das Interesse an einer selbstbestimmten, kindgerechten Geburt wächst – die Anhänger der Hausgeburtshilfe haben die längste Zeit abseits gestanden. Im Anhang können Sie sich informieren, wo die Gruppen und Initiativen zu finden sind. Es kommt auch auf uns (und Sie) an, daß sich etwas ändert.

Lexikon

Adrenalin: Hormon, das bei Streß aus dem Nebennierenmark freigesetzt wird. Es steigert Leistungsbereitschaft, Blutdruck und Herzschlag, hemmt jedoch die Wehentätigkeit durch Ruhigstellung der Gebärmuttermuskelfasern.

Alertheit: geistige Aktivität, Wachheit

Amnioskopie: Fruchtwasserspiegelung; dient bei komplikationslosen Schwangerschaften dazu, nach Überschreitung des Geburtstermins den Zustand des Kindes zu beurteilen. Dazu wird ein gynäkologisches Instrument (weitgehend schmerzlos) in den Gebärmutterhalskanal eingeführt und mit Hilfe einer angeschlossenen Lichtquelle die durchsichtige Fruchtblase durchleuchtet. Das Fruchtwasser sollte klar bis milchig sein und einige Vernix-Flocken (= Käseschmiere, s. d.) enthalten. Grünes Fruchtwasser stellt einen krankhaften Befund dar, da es durch vorzeitigen Stuhlabgang des Ungeborenen verfärbt wurde. Dieser Stuhlabgang deutet auf einen schwerwiegenden Sauerstoffmangel des Kindes hin.

Anamnese: Befragung der Patientin über frühere Erkrankungen, den Verlauf bisheriger Schwangerschaften und Geburten

Anti D-Immunglobulin: Das Medikament wird innerhalb von 72 Stunden nach der Geburt bei einer rhesusnegativen Mutter injiziert, die ein rhesuspositives Kind zur Welt gebracht hat. Es bindet eventuell vorhandene Antikörper gegen rhesuspositive Blutkörperchen, so daß sie bei einer weiteren Schwangerschaft den Embryo nicht schädigen können. Daher wird der Rhesusfaktor bei jeder Schwangeren und bei jedem Neugeborenen bestimmt. Dank diesem Immunglobulin ist die früher befürchtete Rhesus-Unverträglichkeit mit schwerer Schädigung des Kindes selten geworden.

Anatomie: Lehre vom Aufbau des menschlichen Körpers (Knochen, Muskeln, Nerven)

Antidepressiva: stimmungsaufhellende Medikamente

anxiolytisch: beruhigend, entspannend

Apgar-Wert: Dieser internationale Index, nach der Ärztin Apgar benannt, beschreibt den Zustand des Neugeborenen eine, fünf und zehn Minuten nach der Geburt. Hierbei werden Atmung, Herztätigkeit, Muskelspannung, Reflexverhalten und Hautfarbe beurteilt und mit 0–2 Punkten versehen. Eine Minute nach der Geburt sollte ein gesundes Neugeborenes einen Apgarwert von 8–10 haben. 6–7 kennzeichnet eine mittelschwere, 4–5 eine schwere Beeinträchtigung.

Arrhythmien: Herzrhythmusstörungen

Artefakte (beim CTG): Störungen, die auf das Gerät zurückzuführen sind, nicht auf eine Änderung des kindlichen Herzschlags.

Atemnotsyndrom: fehlende oder mangelhafte Atmung des Neugeborenen. Sie tritt besonders bei Frühgeborenen auf, weil vor der 36. Schwangerschaftswoche die oberflächenaktiven Stoffe, die die Lungenbläschen stabilisieren und offenhalten, nur unzureichend produziert werden. Bei Frühgeborenen besteht zudem eine Unreife des Atemzentrums. Andere wichtige Gründe für das A. sind Hemmung des Atemzentrums durch Narkotika und Schmerzmittel, aber auch Sauerstoffmangel und Gehirnschädigung unter der Geburt.

Beckenendlage: eine Anomalie der Poleinstellung des Kindes. Man unterscheidet reine Steißlage, Steißfußlage, Fußlage und Knielage. Die B. kommt bei bis zu vier Prozent aller Ungeborenen vor. Sie stellt ein erhöhtes Geburtsrisiko für das Kind dar, da durch den nachfolgenden Eintritt des Kopfes in das kleine Becken die Nabelschnur zusammengedrückt wird und, wenn die Geburt nicht sehr schnell vorangeht, das Kind in Sauerstoffnot mit entsprechenden Folgen gerät. In diesem Falle muß zügig ein Dammschnitt gesetzt und das Kind herausgeleitet werden, während ein Helfer auf den Bauch der Frau drückt. Es gibt zwar Hausgeburtshebammen, die auch B. zu Hause entwickeln, wenn ihnen ein versierter Helfer zur Seite steht. Generell wird jedoch der Frau geraten, bei B. am Geburtstermin in die Klinik zu gehen.

Cerclage: Tabaksbeutelnaht um den Muttermund, der verhindern soll, daß dieser vorzeitig aufgeht (s. Cervixinsuffizienz).

Cervixinsuffizienz: Verkürzung und leichte Öffnung des Muttermundes meist schon im zweiten Drittel der Schwangerschaft, so daß eine Frühgeburt droht. Die C. ist oft mit vorzeitigen Wehen kombiniert. Hier wird häufg eine Cerclage durchgeführt; psychische Aspekte, die für den Befund sehr bedeutend sind, jedoch oft vergessen werden.

Chronische Plazentainsuffizienz: wird rein medizinisch definiert als eine anhaltende Durchblutungsminderung der Plazenta, die zu Wachstumshemmung und Untergewichtigkeit des Kindes führt. Auch bei einer Schwangerschaftsvergiftung liegt immer eine c. P. vor. Die c. P. kann jederzeit (meist in der 28. bis 36. Schwangerschaftswoche) in eine akute P. übergehen, die das Kind durch massiven Sauerstoffmangel bedroht. Meist kann dann nur ein Kaiserschnitt das Kind retten, mit dem Ergebnis einer Mangel- und Frühgeburt. Untersuchungsergebnisse pränataler Psychologie weisen klar darauf hin, daß hierbei auch Ablehnung des Kindes durch Mutter/Vater/Umgebung, Unter-Streß-Setzen des Kindes und Mangelernährung im seelischen und körperlichen Sinne eine große Rolle spielen. Auch therapeutische Ansätze bestätigen diese Theorie: Gelingt es Psychologen oder Ärzten, daß die Eltern das Ungeborene annehmen und eine zärtliche Beziehung zu ihm herstellen, verbessert sich die Durchblutung der Plazenta, und das Kind wächst besser (Rundbrief der Gesellschaft für Geburtsvorbereitung 2/89, S. 26).

Dopton: kleines Ultraschallgerät, mit dem die kindlichen Herztöne unter der Geburt in jeder Position, die die Gebärende einnimmt, abgehört werden können.

Embryo: Ungeborenes bis zur 12. Schwangerschaftswoche, bei dem sich noch die Organe entwickeln.

Empathie: Mitgefühl

EPH-Gestose: Schwangerschaftsvergiftung, die laut Definition die Symptome

Ödeme, Bluthochdruck und Eiweiß im Urin umfaßt. Diese schwerwiegende Stoffwechselstörung führt zur Unterernährung des Kindes im Mutterleib, zur Plazentainsuffizienz, oft zu vorzeitiger Wehentätigkeit und Frühgeburt. Die E. ist auf Mangelernährung zurückzuführen, besonders auf Proteinmangel. Sie tritt bei Frauen, die mindestens 68 gr Eiweiß/Tag bei ansonsten ausreichender Kalorienzufuhr essen, nicht auf. Der Gynäkologe Brewer beoachtete bei Einführung seines Ernährungsplanes (täglich ein Liter Milch, zwei Eier, ansonsten gesunde Kost, Salz und Flüssigkeit nach Appetit) bei Hochrisikoschwangeren einen Rückgang der E. von etwa 20 % auf 0,5 %. Diese einfache Vorbeugemöglichkeit gegen E. ist bis heute nicht von den Gynäkologen anerkannt.

exorbitant: außerordentlich hoch

Famulatur: vorgeschriebenes Praktikum, das während des Medizinstudiums abgeleistet werden muß.

Fet: Ungeborenes ab der 13. Schwangerschaftswoche. Beim F. ist die Organentwicklung bis auf die des Gehirns so gut wie abgeschlossen. Er wächst «nur noch» längen- und gewichtsmäßig.

Gestose: Schwangerschaftsvergiftung = Präeklampsie, die durch die Symptome Bluthochdruck, Eiweiß im Urin (Nierenschädigung) und ausgeprägte Ödeme (durch Eiweißmangel) gekennzeichnet ist. Sie entsteht durch Fehl- und Mangelernährung, insbesondere wenn die Schwangere zuwenig Kalorien generell, zuwenig Eiweiß und zuwenig Salz ißt. Wird die Stoffwechselsituation, bes. der Salzmangel, noch katastrophaler (etwa durch häufige «Reistage» oder harntreibende Medikamente), treten Gehirnödeme mit nachfolgenden Krämpfen (= Eklampsie) auf. Logischerweise erreichte der Arzt Tom Brewer, der sein Lebenswerk der Gestose verschrieben hat, durch gute, eiweißreiche Ernährung und Salz nach Geschmack bei allen seinen schwerkranken Schwangeren eine Verbesserung ihres Zustands bzw. Genesung. Seine und viele andere Arbeiten über Ernährungslehre bei Gestose werden bis heute nicht in der Schwangerenvorsorge berücksichtigt.

Haltung: normalerweise ist der kindliche Kopf unter der Geburt stark gebeugt, so daß der Hinterkopf der führende Teil ist = Hinterhauptslage (Kind nimmt den Kopf auf die Brust). Haltungsanomalien wie Vorderhauptslage oder Stirnlage verlängern die Geburt; das Kind kann aber mit Hilfe einer erfahrenen Hebamme meistens trotzdem zu Hause geboren werden.

Häresie: von der geltenden Glaubenslehre abweichende Einstellung. Wer sie vertrat oder auch nur ihrer verdächtigt wurde, galt bis zum 18. Jahrhundert hinein als Ketzer oder Hexe und mußte mit Todesstrafe rechnen.

Indikation: hier: medizinische Notwendigkeit, eine bestimmte Maßnahme durchzuführen (so ist etwa ein akuter, anhaltender Abfall der kindlichen Herztöne während der Eröffnungsphase der Geburt eine Indikation für einen sofortigen Kaiserschnitt).

injizieren: eine Spritze geben, intravenös (in die Vene)

Interne Herztonableitung: Kardiotokogramm, bei dem die Fruchtblase gesprengt und die Aufnahmeelektrode dem Baby in die Kopfhaut gestochen wird. Die i. H. soll genauere Meßergebnisse der Herztöne in bezug auf die Wehentätigkeit erbringen und war für gefährdete Kinder von Risikoschwangeren erdacht. Heutzutage wird sie jedoch bei fast jeder zweiten Schwangeren angewandt.

Intervention: Eingriff, Maßnahme

intramuskulär: s. Injektion

intrauterin: in der Gebärmutter

intravenös: s. injizieren

Kardiotokographie: = CTG. Ableitung der kindlichen Herztöne zusammen mit den Wehen. Abgelesen wird die Anzahl der Herztöne pro Minute, der Rhythmus sowie die Stärke und Häufigkeit der Wehen. Durch bestimmte Änderungen des Herzschlages in bezug auf die Wehen können von einer erfahrenen Ärztin oder Hebamme Sauerstoffmangelzustände des Kindes erkannt werden,

Käseschmiere: = Fettschicht, die die Haut des Kindes im Fruchtwasser vor «Aufweichung» schützt.

Kontraktionen: Wehen

La Leche Liga International: Zusammenschluß von stillenden Müttern, die sich und schwangere Frauen gegenseitig beraten. Sie wurde 1956 von sieben stillenden Müttern als eine der ersten Selbsthilfegruppen in Chicago gegründet. Mütter erhalten bei den LLL-Treffen nicht nur Informationen über das Stillen, sondern über das Leben mit Kindern, Ernährung, Vereinbarkeit von Kindern und Beruf und Stillen bei besonderen Schwierigkeiten und Ausnahmesituationen. Anschrift der LLL Deutschland s. Kontaktadressen.

Monitoring: hier = Aufzeichnen der kindlichen Herztöne plus Wehen (CTG)

Mortalität: Sterbeziffer, gibt eigentlich die Zahl der pro Kalenderjahr an einer Krankheit Verstorbenen an, bezogen auf 100000 Personen des Bevölkerungsstands. Die Perinatale M. dagegen ist definiert als Neugeborenensterblichkeit bis zum siebten Lebenstag, bezogen auf 1000 Lebendgeborene.

Myom: gutartige Geschwulst aus Gebärmuttermuskelzellen

Ödem: Schwellung durch Flüssigkeitsansammlung. Ein bestimmtes Maß an Ödemen, besonders nach längerem Stehen an den Füßen, ist in jeder Schwangerschaft normal, da die Menge an Gewebswasser und Blut um einige Liter zunimmt. Verdächtig auf eine Stoffwechselstörung im Sinne einer Schwangerschaftsvergiftung sind Ödeme, wenn sie auch nach nächtlicher Ruhe nicht verschwinden, im Gesicht – besonders unter den Augen – auftreten oder zusammen mit den Symptomen Bluthochdruck und Eiweiß im Urin.

Oxytocin: Hormon, das Wehen auslöst; auch künstlich hergestellt als wehenförderndes Mittel

Paracervicalblock: durch Blockade bestimmter Fasern des Sympathikusnervs mittels Lokalanästhesie kann der Wehenschmerz bereits in der relativ frühen Eröffnungsphase (wenn der Muttermund mindestens drei Zentimeter offen ist) ausgeschaltet werden. Das Medikament wird durch das hintere Scheidengewölbe in das Gewebe um den Muttermund injiziert, erreicht also dicht vor dem Kind eine hohe Konzentration. Es besteht beim Ungeborenen die Gefahr von Herzrhythmusstörungen bis hin zur lebensgefährlicher Verlangsamung des Herzschlags. Noch gefährlicher sind die Auswirkungen des P., wenn das Medikament versehentlich in ein Blutgefäß der Gebärmutter oder des Kindes gespritzt wird. Auf die Gefahren dieser Anästhesie hat besonders der Arbeitskreis Kunstfehler in der Geburtshilfe e. V. immer wieder hingewiesen (1/1987, S. 10).

pathologisch: krankhaft

Periduralanästhesie: Eine Nervenbetäubung, die den gesamten Unterbauch betrifft. Der Einstich erfolgt zwischen drittem und viertem Wirbelkörper. Durch die Nadel wird ein dünner Katheter eingeführt und bis zu der Gewebshülle, welche die vom Rückenmark ausgehenden Nerven birgt, vorgeschoben = Periduralraum. Nur die in diesem Segment abgehenden Nerven werden betäubt. Eine Verletzung des Rückenmarks ist bei sachgerechter Punktion nicht möglich. Der Katheter wird an der Rückenhaut mit Pflastern befestigt. Über das heraushängende Ende können Schmerz- und Betäubungsmittel gespritzt werden.

perinatal: Zeitraum von der Geburt bis zum siebten Lebenstag

Perinatalgruppe der Weltgesundheitsorganisation (WHO): Das Referat «Gesundheit von Mutter und Kind» des Regionalbüros der WHO setzte 1979 eine Studiengruppe ein, die den Komplex Schwangerschafts-, Geburts- und Wochenbettbetreuung in den verschiedenen europäischen Ländern untersuchen sollte. Das Team umfaßte 15 Mitglieder aus zehn Ländern und aus zehn Fachrichtungen: Wirtschaft, Epidemiologie, Gesundheitsverwaltung, Hebammenwesen, Pflegewesen, Geburtshilfe, Kinderheilkunde, Psychologe, Soziologie und Statistik. Zwischen 1979 und 1984 führte die Gruppe zahlreiche Studien in 24 Ländern durch, veranstaltete Tagungen und durchforstete die Fachliteratur. Der Gesamtbericht ist in dem Buch «Wenn ein Kind unterwegs ist» zusammengefaßt.

Perinatologie: Wissenschaft, die sich mit dem Kinde unter der Geburt und mit dem Neugeborenen befaßt sowie mit seinen speziellen Anpassungsstörungen.

pharmakologisch: Medikamente betreffend

Physiologie: Wissenschaft von den Funktionen und Stoffwechselabläufen in den Zellen, Geweben und Organen des Körpers

Plazenta: Mutterkuchen; Nachgeburt, die dem Kind Sauerstoff und Nährstoffe liefert. Je größer die Plazentaanheftungsstelle an der Gebärmutter, je größer die Plazenta und je mehr Gefäße sie enthält, um so besser ist generell die Versorgung des Kindes. Diese Faktoren hängen wiederum vom Zustand der mütterlichen Blutgefäße (Rauchen, Arterienverkalkung, Zuckerkrankheit haben einen negativen Einfluß) und besonders von der Ernährung der Mutter ab.

Plazentainsuffizienz: s. chronische P.

Prophylaxe: Vorbeugung

Prostaglandin: wehenförderndes, geburtseinleitendes Hormon, das auch künstlich als Gel, Zäpfchen oder Tabletten hergestellt wird.

Pudendusblock: Scheide und Damm werden durch gezielte Blockierung eines Nervs (Pudendusnerv) betäubt. Der Einstich erfolgt rechts und links vom Scheideninneren aus, wenn der Muttermund vollständig eröffnet ist. Der P. wird nur für die «Austreibungsphase» gesetzt.

Rachitis: Knochenerweichung und -fehlbildung durch Vitamin-D-Mangel. Die bis in dieses Jahrhundert häufige Beckenverschmälerung und -verkrümmung durch R. führte nicht selten zu Geburtsstillständen und kindlichen sowie mütterlichen Todesfällen. Heutzutage ist die R. in Nordwesteuropa dank guter Ernährung, besserer Lebensbedingungen und Vitamin-D-Prophylaxe im Babyalter eine Rarität.

Risikoschwangerschaft: Schwangerschaften, bei denen eine über das normale Maß hinausgehende Gefährdung von Mutter und/oder Kind besteht. Die Risiken werden nach vorherigen Krankheiten oder Schwangerschaften der Mutter (etwa Alter über 35, Stoffwechselstörungen, Zustand nach mehreren Fehlgeburten oder nach Hormonstimulation) und nach dem Befund der jetzigen Schwangerschaft eingeschätzt.

Screening: hier während der Schwangerenvorsorge: ein diagnostischer Test (etwa

Bestimmung des Röteln-Antikörpertiters) oder ein diagnostisches Verfahren wie Ultraschall wird zu bestimmten Zeiten der Schwangerschaft bei allen Frauen eingesetzt, die den Frauenarzt zwecks Vorsorge aufsuchen. Die S.-Untersuchungen liefern zwar einerseits einen relativ aussagekräftigen Befund über die Gesundheit von Mutter und Kind, was für die Planung des Geburtsortes wichtig ist. Andererseits führen sie in nicht wenigen Fällen zu Verunsicherung der Schwangeren oder setzen eine Kette von medizinischen Maßnahmen in Gang, die nicht unbedingt notwendig wäre (vgl. WHO 1987 S. 88 ff).

Tranquilizer: Beruhigungsmittel

U1–U3: Von der Krankenkasse bezahlte und sehr empfehlenswerte Vorsorgeuntersuchungen für das Baby nach der Geburt (macht daheim die Hebamme), am vierten bis sechsten Lebenstag und vier bis sechs Wochen nach der Geburt (führt der Kinderarzt durch). Im späteren Kindesalter folgt die U4–U9. Das Vorsorgeheft erhalten Sie bei einer Hausgeburt von der Hebamme.

Übertragung: die Schwangerschaft besteht über den Geburtstermin hinaus weiter. Viele Ärzte fürchten, daß die Plazenta, weil sie altert, das Kind nicht mehr ausreichend ernähren und mit Sauerstoff versorgen kann. Daher wird nach Überschreitung des Geburtstermins alle zwei Tage ein CTG geschrieben, oft auch die Fruchtblase gespiegelt oder Hormonwerte bestimmt. Ist alles in Ordnung, gelten maximal zehn bis vierzehn Tage Ü. nach dem errechneten Termin als akzeptabel. Dann wird die Geburt mit Wehenmitteln eingeleitet. Dieses Verfahren ist nicht einsichtig, wenn es dem Kind weiterhin gutgeht, da manche Kinder wirklich eine längere Reifezeit brauchen.

Literatur- und Quellenverzeichnis

Adam, Dieter; Stoll, Peter: Elternschule, Verlag Wort und Bild Rolf Becker, Baierbronn, Ausgabe 1986

American Journal of Obstetrics and Gynecology, Vol. 161, Nr. 4, 1989

Arbeitskreis Kunstfehler in der Geburtshilfe e. V., Rosentall 23–25, 4600 Dortmund: Rundbrief Nr. 11–13, Januar 1987

Ärzte Zeitung, Ärzte Zeitung Verlagsgesellschaft m. b. H., Neu-Isenburg

Benedum, Jost: Bernhard Christoph Faust, Heft 34 der Schriftenreihe der Hessischen Arbeitsgemeinschaft für Gesundheitserziehung, Marburg 1988

Brewer, Gail Sforza; Brewer, Tom: Metabolic Toxemia of Late Pregnancy – A Disease of Malnutrition; New Canaan, Conn: Keats Publishing, 1982, second edition. Deutsche Version übersetzt von Sabine Kuse: Was jede schwangere Frau wissen sollte, Im Selbstverlag Sabine Kuse, Arbeitsgemeinschaft Gestose-Frauen e. V., Vogt-von-Belle-Platz 3, 4174 Issum 1989

Burger, Lisbeth: 40 Jahre Storchentante, Bergstadtverlag Wilhelm Gottlieb Korn GmbH, Würzburg

Campbell, Rona; Macfarlane, Alison: Where to be born? – The Debate and the Evidence, published by the National Perinatal Epidemiology Unit, Radcliffe Infirmary, Oxford OX2 6HE, 1987

Central Bureau vor Statistiks, Niederlande: Monthly Bulletin of Population and Health Statistics and Computer Printouts of Stillbirth and First Week Deaths 1986

Chamberlain, G.; Philipp, E.; Hewlett, B.; Masters, K.: British Births 1970, Volume 2 (Obstetric Care); London, Heinemann 1978

Chamberlain, R.; Chamberlain, G.; Hewlett, B.; Claireaux, A.: British Births 1970, Volume 1 (The First Week of Live); London, Heinemann 1975

Davis, Adelle: Let's Have healthy children, The New American Library of Canada Limited, 1972

Deutsche Hebammenzeitschrift (DHZ), Verlag Elwin Staude GmbH, Postfach 51 06 60, 3000 Hannover 51

Die Neue Ärztliche, Ärztliche Allgemeine Verlagsgesellschaft mbH, Frankfurt am Main

Heinsohn, Gunnar; Steiger, Otto: Die Vernichtung der weisen Frauen, Heyne Sachbuch 01/7291, März Verlag GmbH, Herbstein 1985

ICEA (International Childbirth Education Association) News, Volume 20, Number 4, November 1981

Kühnel, Susanne: Plädoyer für ein ökologisches Modell in der Geburtshilfe –

Gründe für eine Trennung von Geburtshilfe und Geburtsmedizin; Vortrag beim 9. Intern. Kongreß über «Pränatale und Pernatale Psychologie und Medizin» vom 26.–31. 3. 89 in Jerusalem und beim 2. Intern. Kongreß «Gebären in Sicherheit und Geborgenheit» vom 21.–24. 9. 89 in Zürich

Kuschinsky, Gustav; Lüllmann, Heinz; Peters, Thies: Kurzes Lehrbuch der Pharmakologie und Toxikologie, Georg Thieme Verlag, Stuttgart 1978

La Leche Liga International: Handbuch für die stillende Mutter, 1986

McClure, Garth; Halliday, Henry; Thompson, William: Perinatal Medicine, Bailliere Tindall, London 1988

Pleiger, Doris; Egger, Eveline: Geburt ist keine Krankheit, Wiener Frauenverlag, Frauenforschung Band 4, 1985

Rundbriefe der Arbeitsgemeinschaft Gestose-Frauen e. V., Vogt-von-Belle-Platz 3, 4174 Issum

Rundbriefe der Gesellschaft für Geburtsvorbereitung, Dellestr. 5, 4000 Düsseldorf 12

Sichtermann, Barbara: Leben mit einem Neugeborenen, Fischer Taschenbuch Verlag, Frankfurt 1981

Stegner, Hans-E.: Gynäkologie und Geburtshilfe, Ferdinand Enke Verlag, 1980

Stöcker, Ludwig: Narkose, Georg Thieme Verlag 1976

Stoppard, Miriam: Das große Ravensburger Buch der Schwangerschaft, Otto Maier, Ravensburg 1986

Vogt-Hägerbäumer, Barbara: Schwangerschaft ist eine Erfahrung, die die Frau, den Mann und die Gesellschaft angeht, Sachbuch rororo, Reinbek bei Hamburg 1977

WHO (Weltgesundheitsorganisation) Regionalbüro für Europa: Wenn ein Kind unterwegs ist. . ., WHO 1987, Kopenhagen (Dänemark)

Wilberg, Gerlinde M.: Zeit für uns, Fischer Taschenbuch Verlag, Frankfurt 1987

Willson, J. Robert: Atlas of Obstetric technic, The C. V. Mosby Company St. Louis 1969

Adressen

Aktion «Muttermilch – ein Menschen-
recht» e. V., Koordinationsstelle
Reichsgrafenstr. 4, 7800 Freiburg

Arbeitsgemeinschaft Freier Still-
gruppen (AFS)
Rheingaustr. 14, 5429 Wellerod
Sylvia Brunn: 06775 / 13 68

Arbeitskreis Kunstfehler in der
Geburtshilfe e. V. Rosental 23–26
4600 Dortmund
0231 / 52 58 72 u. 57 48 46

Beratungsstelle für Natürliche Geburt
und Eltern-Sein e. V.
Goethestr. 54, 8000 München 2
Tel. 089 / 53 20 76

Hebammenpraxis 089 / 53 46 15
Hauspflegedienst 089 / 53 76 33
BfDH – Landessprecherin für Bayern:
Susanne Kühnel
Rauchstr. 3
089 / 98 21 39

Bund freiberuflicher Hebammen
Deutschlands (BfHD) Ludwig-
Uhland-Str. 28
6903 Neckargemünd
Tel. 06223 / 7 11 78

Deutsche Liga für das Kind in Familie
und Gesellschaft Fährstr. 17 a
5452 Weißenthurm
Feministisches Frauengesundheitszentrum
Neuhofstr. 32
6000 Frankfurt 1
Tel. 069 / 59 17 00

Geburtshaus für eine selbstbestimmte
Geburt e. V. Gardes-du-Corps-Str. 4
Kontakt- und Beratungsstelle: 1000
Berlin 19, Charlottenburg 030/3223071

Gesellschaft für Geburtsvorbereitung
e. V. (GfG)
Dellestr. 5, 4000 Düsseldorf 12
Tel. 0221 / 25 26 07

International Society of Prenatal
Psychology and Medicine (ISPP)
Kontaktadr. in der BRD:
Dipl. Psych. Thomas Müller-Staffelstein
Pfarrer-Hentschel-Weg 4
7901 Dornstadt-Bollingen
Tel. 07304 / 69 85

La Leche Liga Deutschland e. V.
Postfach 96
8000 München 65

The International Home Birth
Movement
22 Anson Road
London N7 ORD
United Kingdom

World Health Organisation
z. Hd. Dr. Marsdon Wagner
Regionalbüro für Europa
8, Scherfigsvej
2100 Copenhagen
Denmark

Arbeitsgemeinschaft Gestose-Frauen
e. V.
Vogt-von Belle-Platz 3
4174 Issum

Mit Kindern leben

Schwangerschaft,
Geburt,
die ersten
Lebensjahre

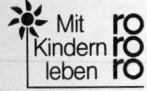

Mit
Kindern
leben
rororo

C 2181/4

Mit
Kindern
leben

ro
ro
ro

C 2181/5 a

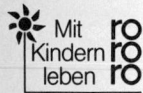

Mit
Kindern
leben

rororo

C 2181/4 c

Mit Kindern leben

Eine Auswahl
Verstehen:
den Alltag mit
Kindern
entkrampfen
RATGEBER

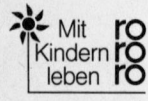
Mit
Kindern
leben
rororo

C 2181/4 f